U0204486

EMO'S 101 LIFE REBOOTS

所长任有病　著

伊莫的心灵感冒

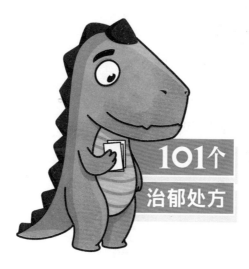

101个
治郁处方

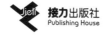
接力出版社
Publishing House

图书在版编目（CIP）数据

伊莫的心灵感冒：101个治郁处方 ／ 所长任有病著.—南宁：接力出版社，2024.1
ISBN 978-7-5448-7224-9

Ⅰ.①伊…　Ⅱ.①所…　Ⅲ.①心理健康－健康教育－青少年读物　Ⅳ.①R359.6-49

中国国家版本馆CIP数据核字(2023)第204698号

伊莫的心灵感冒：101个治郁处方
YIMO DE XINLING GANMAO: 101 GE ZHIYU CHUFANG

责任编辑：马　婕　申立超　　装帧设计：许继云
责任校对：阮　萍　责任监印：刘　冬
社长：黄　俭　　总编辑：白　冰
出版发行：接力出版社　　社址：广西南宁市园湖南路9号　　邮编：530022
电话：010-65546561（发行部）　　传真：010-65545210（发行部）
网址：http://www.jielibj.com　电子邮箱：jieli@jielibook.com
经销：新华书店　印制：北京博海升彩色印刷有限公司
开本：710毫米×1000毫米　1/16　　印张：10.5　字数：179千字
版次：2024年1月第1版　　印次：2024年1月第1次印刷
印数：00 001—20 000册　　定价：59.00元

序言

我也和你一样死去活来过。

生活真的是矛盾的综合体。

明明我们还这么弱小，不足以承受如此多的困难，明明只要永远睡去就能逃避一切；但我们还有这么多生机勃勃的欲望：美味的食物，柔和的月光，未知路上的甜蜜和苦痛……要同朋友和爱人一起分享。

于是我们咬着牙接受了伤疤，克服着病痛，在孤独的黑夜里努力寻找希望，去点亮自己和他人的生命之光。

——这是一只小恐龙在灭亡前决定再活 101 次的日记。

伊莫（EMO）以为自己要灭绝了，为了寻找有限生命的意义，他做了 101 件事情。

伊莫用 101 次的尝试渐渐明白：所有物种都会灭亡，

但是并不影响我们在有限的生命里去追求所爱。

　　我想把这个故事送给你。

　　因为伊莫是我，或许也是你，是在痛苦中挣扎过的每一个生命。

　　如果注定要灭亡，那生活是否还有意义？

　　答案就在这 101 次尝试之中。

阅读前情与提要

本书由 101 个生活中的心理康复故事组成。

故事主角——还在读书的恐龙伊莫，不幸被诊断为抑郁症。面对生活的变故，他拼命压抑哭声，假装正常来掩饰恐惧，可一到夜晚就被噩梦吞噬。他困于父母望子成龙的要求，习惯被否定，担心自己不再有价值，并开始怀疑生活的意义。

这种情绪，缠绕着每个和伊莫一样，正在经历心灵感冒的人。

我们都曾在无数个孤独的夜晚挣扎，如果你还没找到人生答案，可以打开这本书，跟随伊莫去尝试找到治愈自己的方法。真的会有帮助吗？试一试吧，试完就成功度过了 101 天，甚至更久。

4

人物介绍

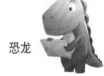

恐龙

EMO，中文名伊莫。小型草食性恐龙，喜欢吃桫椤，看恐龙动画。个性善良，心思敏感，讨厌格斗打架，和伙伴们共同居住在动物森林，在动物学校上中学。

小狮子

伊莫的朋友，爱运动，性格热情，想法简单，喜欢直来直往。

小兔子

伊莫的暗恋对象，温柔、坚定，外表甜美可爱，内心强大。

伊莫父母
(已去世)

恐龙家族的优秀代表，对伊莫要求非常严格。

咨询师老鹰先生

心理咨询师，帮助伊莫，给予他无条件的接纳和尊重。

小仓鼠

被伊莫和小狮子收养的一只被遗弃的仓鼠婴儿。

目录

第一部分

我的无所适从

第二部分

觉察自我感受

第三部分

尝试改变，探索潜意识

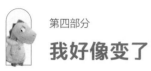

第四部分

我好像变了

第五部分

重生

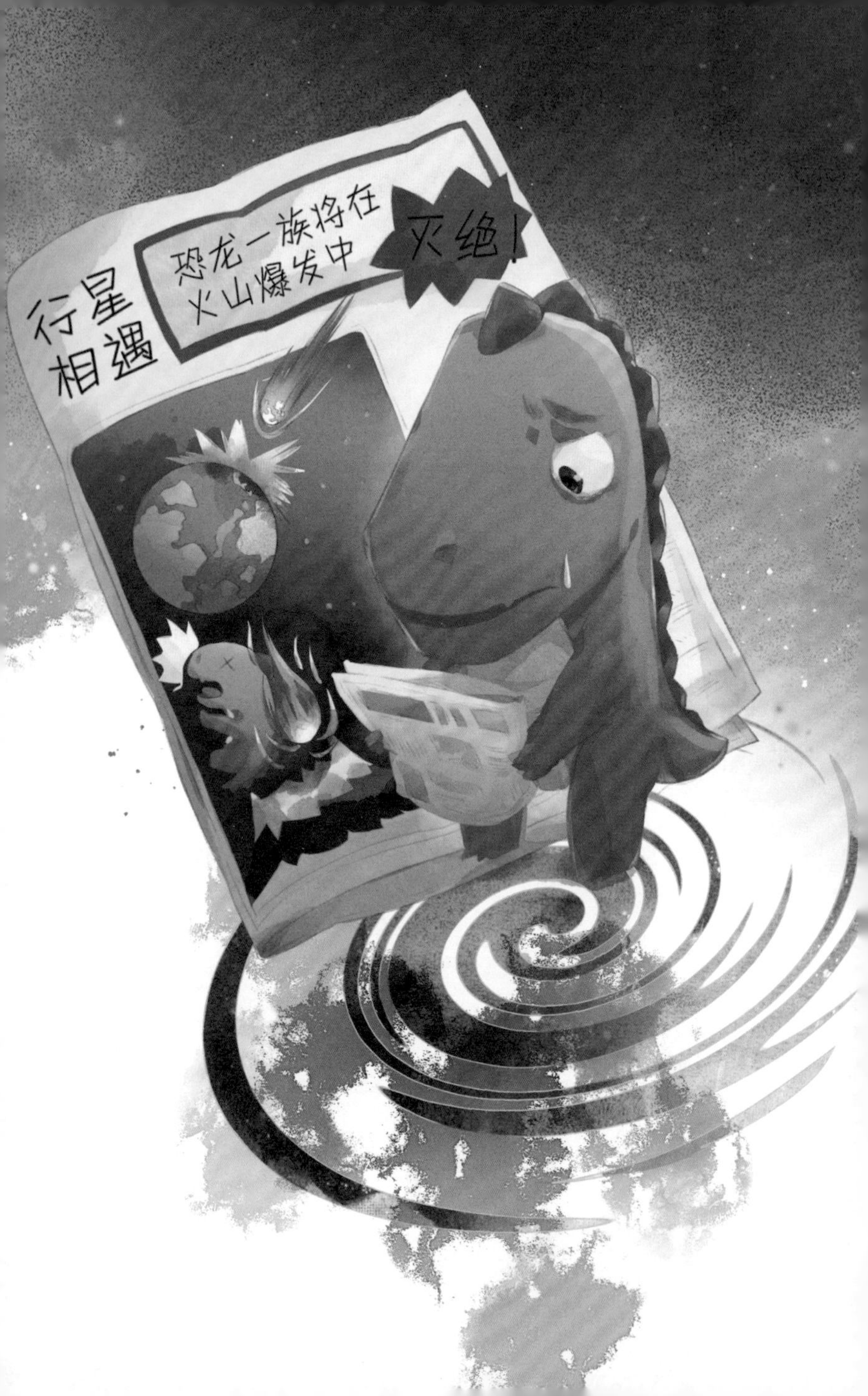
行星相遇
恐龙一族将在火山爆发中
灭绝！

导火索

一场绝症般的诅咒

"你听说了吗？恐龙家族被诅咒了，下一次行星相遇时，他们就会灭绝！"

"真的假的？"

"灵猫先生的预言你还不信？他可是我们动物城的预言家！"

《蜂鸟早报》的头条新闻震惊了整个森林中的动物们，引起轩然大波。

"怎么可能?！"报纸头条的标题犹如一股汹涌的泥石流，瞬间将我吞没。

森林天文台观测到行星相遇迹象
恐龙一族将在下一次火山爆发中灭绝

此起彼伏的争吵叫嚣声像是海啸后的末日哀号，惊慌奔走的恐龙们如同亡命之徒。

我呆站在街头来往穿行的动物中，每一个擦肩而过的恐慌面孔都刺痛着我的神经。熟悉的森林小镇突然蒙上了一层阴郁的灰色，前所未有的恐惧、孤独、绝望包裹住了我。

　　为什么是恐龙家族？为什么是我？为什么偏偏发生在这个时候？

大自然从来都不讲道理，只会淘汰不适合生存的物种，这就是优胜劣汰！我攥着那页诅咒般的判决，手脚冰凉，全身僵直。

如果一切注定要被毁灭，那当下的生活还有什么意义？灭绝的预言像是一个深不见底的黑洞，把我吸进了抑郁的沼泽里……

第一部分

我的无所适从

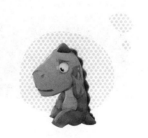

R_x

接受生病带来的变化

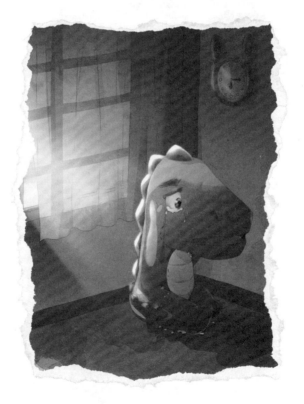

R̽ 接受生病带来的变化

啄木鸟医生说我生病了，但我不知道这是什么病，只觉得心里的小瓶子碎了，感到无尽的空虚。眼泪控制不住地掉落，只恨自己不能和月见草一起，消失在黎明。

小时候的梦想顷刻间变得荒谬，我不知道自己还要追求什么，还能获得什么；曾经的热爱化为乌有，失去了意义，我从未觉得自己如此可有可无。继续生活开始变成一项艰巨的任务，我必须努力、勉强地收起眼泪，强撑起微笑回应别的动物，佯装成一只平静的恐龙。

如果向黑熊老师请假，他一定会觉得这是为逃课编造的借口。我躲进森林中学图书馆角落的书架后面，咬着手腕，压着嗓音偷偷地哭。

我受够了整夜的失眠，受够了睡着后又被噩梦惊醒，受够了记不住单词和课文，更接受不了有时连自己要去做什么都不知道……

这副皮囊好像不再属于我，皮肤下好似有千条虫子爬满全身，让我备受煎熬。

胸前的泪痕和手腕上的牙印一定会引起同学的注意，我顶着快要裂开的头，踉踉跄跄地逃回家。一路上昆虫的叫声、草地和树叶摩擦的动静刺痛我的耳朵，原本觉得温暖的一束束阳光，如今也变成一把把刀，刺入我的脊背。

太痛了，对不起，我还是和眼泪一起躲起来吧！

太累了，对不起，我想消失。

我大概真的病了，啄木鸟医生是对的。

咨询师说

抑郁症是一种可能由生理、心理、社会应激事件等单方面因素或多方面因素交互作用导致的常见心理障碍。临床表现主要是情绪低落，持续两周或以上，对感兴趣的事情不再有兴趣，出现认知功能受损、意志行为受到抑制、躯体生理方面异常等现象。

很多人会对自己的变化进行非理性的解读和对抗，从而加重抑郁症状。事实上，接纳是改变的第一步。

℞

再想想牵念之人

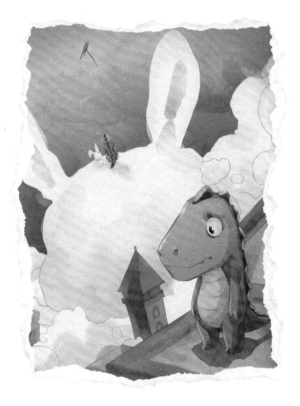

日期: *03.12*

℞   # 再想想牵念之人

风在耳边呼啸。

我拖着沉重的尾巴从天台向下看。参差不齐的高楼像无数双手，召唤我跳入死亡的深渊。

　　跳吧！注定被执行死刑的伊莫。

　　与其日复一日地被倦怠和焦虑支配，整夜都在噩梦里被黑狗追，被动地等待死亡的降临，还不如现在自我了断，就解脱了。

　　爸爸、妈妈对不起，这是我最后一次让你们失望了。

我抬起头深吸一口气，想最后一次感受空气里弥漫着的青草味道。

远处草原上空的云，每一片都是第一次见，也是最后一次见，我忍不住多看了几眼。云朵软绵绵的，像小兔子。

啊，小兔子！

我们约好了这周六一起去放风筝！

就这样放她鸽子，再也弥补不了的话，她会哭的吧?!

一股强烈的酸楚涌上心头，我收回了准备迈出的脚。要不，今天先算了吧，周日再决定。

咨询师说

绝望之际，不妨想想自己牵念之人。

生活中的支持关系织就而成的网，会兜住我们，让我们生有可恋，能够对抗悲观、绝望等负面情绪。

R~x~ 写下未完成的愿望

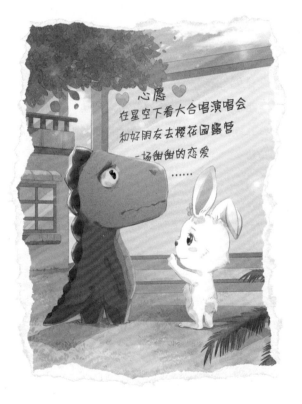

日期: 03.16

写下未完成的愿望

我蹲在家门口，去年满心欢喜种下的苏铁，被我一根一根折断，枝叶在手掌上划出一道道伤口，从里面渗出血。

比起伤口渗血所带来的物理疼痛，心灵刺激会让我更加清醒。这么多天的压抑终于得到了释放，我有种被惩罚的爽快感。

一只毛茸茸的耳朵突然靠在我肩头，我下意识地赶紧把手藏起来，回过头试图用强颜欢笑来掩盖憔悴。小兔子惊讶的眼睛里满是担忧，渐渐泛了红，却欲言又止，只是静静地坐在了我身边。

我试图跟她告别："如果有一天我离开你，离开动物城，你会原谅我吗？"

小兔子似乎没明白我的意思，惋惜地皱起了眉，用撒娇的语气说："食蚁兽转学走的时候也说会再来看大家，可是却错过了运动会和圣诞节。如果你现在离开的话，接下来会错过多少个节日呢？你还记得我们计划在毕业前要做的事情吗？"

我鼻子一酸，回想着。

是的，我还没看过摇滚羊的演唱会，没养过宠物，没有在星空下露营，而且我还……没有谈过恋爱……

我的脸滚烫起来。

小兔子抓着我的手说："那我们先把这些愿望写下来，在你离开之前，我们一件一件去完成吧！"

怎么可能没有记挂的愿望，没有在乎的人呢？可是小兔子你知不知道，我此刻已经痛到没有力气为你去克服任何困难，你能原谅我吗？

小兔子见我犹豫，直接在花园篱笆上的小黑板上奋笔写了起来：

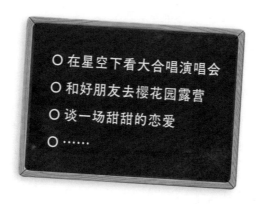

看着小黑板上这么多还没完成的心愿，我感到有

些遗憾。如果带着遗憾就走掉，还是会有一点儿不甘心的吧！

小兔子勾住我的小指头："等我们一起完成了这些事情，再去下一站，好吗？"

好吧，那今天的愿望就是，和小兔子看完今天更新的《恐龙当家》。

（咨询师说）

生活有时很沉重，貌似让人悲不自胜。可其实无须那么用力，也能想到很多甜，把你想要的各种甜写下来。人的大脑很神奇，想象也会和现实一样，在大脑里留下痕迹。

失去方向的时候，想想自己还未完成的心愿，让我们与朋友一起坚持到心愿实现的那一天。

Rₓ　尝试拥抱

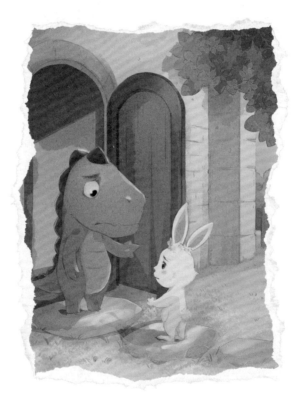

日期: *03.20*

℞

尝试拥抱

最近，我越来越害怕突然的声响，不敢接电话，没力气出门。偶尔拉开窗帘，阳光刺得我睁不开眼，只有牢固的门锁才让我有一丝安全感。封闭在地下的鼹鼠都有家人在一起，而我却总是一个人……

　　此刻我从世上消失的话，也不会影响什么吧？动物世界依旧热热闹闹，没人会在意一只叫伊莫的恐龙不见了。

傍晚，我的门被轻轻地叩响，轻柔到好像是微风拂过。

我打开门，果然是小兔子，她闪着湖水般静谧的双眼，问我为什么最近都很少出门。

我实在不想再编那些请病假的理由来骗她，于是鼓足勇气，像承认错误似的小声说道：“医生说，我得了抑郁症。”

空气凝结住了。

果然，怎么会有人喜欢悲剧！

为什么我又分享了一个坏消息给喜欢的人？

来不及后悔，我惴惴不安地偷瞄了一眼小兔子："你会不会觉得这样的我，很麻烦？"

我正想着要不要道歉的时候，小兔子突然抱住了我。她的两只耳朵柔顺地贴了过来，毛茸茸的身体蹭得我有些痒："怎么会？上次我得荨麻疹，你也没有嫌弃我啊！"是的，会生病的并不只是我一个，我需要把近况如实告诉她。在这一刻，终日压在胸口的巨石被小兔子的话击得粉碎。

小兔子紧紧抱着我，心脏突突地跳着，好像有一种神秘的力量传递过来。

（咨询师说）

感受到"爱"有三种途径——和颜悦色、柔声细语、搂搂抱抱。这相较于心理学的爱的五种语言——肯定的言辞、精心的时刻、服务的行动、喜爱的礼物、肢体的接触，更为简单直接，但治愈力丝毫不逊。

R_x

停止自责

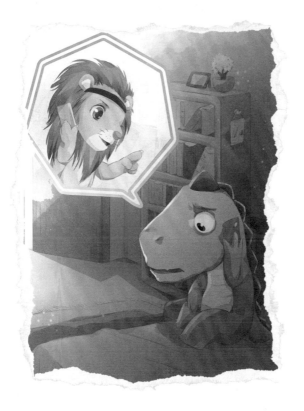

日期：03.21

R_x

停止自责

　　本来答应了小狮子今天去篮球赛现场给他加油助威，可是临出门前，我连呼吸都觉得费力，周围好像有一大团雾把我封印在了家里。

　　我昏睡了好久，等迷迷糊糊拿起手机，在班级群里看到小狮子输掉比赛的消息时，心脏像被狠狠攥住了。想起他为这场比赛苦练了那么久，我的眼泪又从眼角滑了出来。

　　手机响起，果然是小狮子打来的。我犹豫了几秒，知道无处可逃，便硬着头皮接通了："小狮子，对不起，我没去给你加油……很抱歉让你输掉了比赛。"

　　"没关系，你不用给我道歉！"小狮子兴冲冲地打断了我的话，"给你打电话是想跟你分享一个值得庆祝的事情，今天和长颈龙队切磋，他们的三分球投得太好了，我们玩得超级尽兴！"

　　"可是比赛输了。"

　　"伊莫，输赢没那么重要的，比赛重在参与！而且我输掉比赛，你为什么要自责呢？最后加时赛我裤衩卡裆，又不是你的错！"小狮子在电话那头喊得很大声。

我愣住了。

是啊，为什么我要怪自己呢？

我的眼泪忽然被一阵爽朗的风吹干了。我暗暗决定：下次糟糕的感受再跑进我的脑袋时，我要先保护自己！像我这样一只平凡的小恐龙，又会犯什么错呢？

（咨询师说）

自我批判是这个世界上最严酷的枷锁，过度自责和担心并不会让我们的生活变得更好。

如果因为"戴上蓝色眼镜——抑郁"而看不清自己，那么记得提醒自己：这只是想法，并不是现实。

R_x

说不出来的，画出来

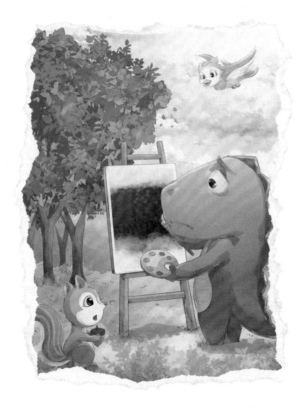

日期: 04.01

℞　说不出来的，画出来

　　已经四天起不来床了，门口有人咚咚咚地敲门，是小狮子。他的脸兴奋地贴在窗上，鼻头挂着汗珠："都几点了，伊莫别睡懒觉啦，跟我一起去院子里画画吧！"

　　打开门的瞬间，洒进来的阳光刺得我眼睛生疼。

　　我本能地缩回到阴影里："我一点儿艺术天分都没有，而且现在脑袋空空的，想不出来要画什么……"

　　还没等我找完搪塞的借口，小狮子就径直架着我来到了院子的草地上。他掏出画笔和本子，往草地上一扔："森林的景色、你做的梦、没来得及分享的恶作剧，或者最近的不愉快，都可以画出来！"

　　我闭上眼睛，呼吸，感觉此时有一团黑色的怪物在靠近我，它捂住我的嘴巴，不让我发出声音。可周围的人却看不见它，无论我怎么挣脱、呼救，都始终无法摆脱。

　　因为敏感，我看到的世界和你们的不一样，我用画笔调和黑色和蓝色的颜料，开始在画板上复现昨晚的噩梦：当黑夜降临，整个森林陷入沉寂的时候，我看到失眠的灵魂飞到宇宙外流浪……

"这是猫头鹰不合的眼睛吗？只有他能把夜熬得这么黑。"松鼠不搬松果了，跳下树凑了过来。

"我喜欢这些深海般的蓝色，感觉像生命一样神秘，蕴含能量。"黄莺在回家的路上，停下来惊叹。

"伊莫，你藏得也太深了吧，还说自己没有艺术天分！"小狮子跑过来搭着我的肩嬉笑。

我松了一口气。

怯懦、恐惧、隐忍、愤恨……这些难以言表的情感被融合在创作里，并没有伤害到大家。在艺术世界里，痛苦不是情绪垃圾。

而我在这一刻，在这幅画里，真正地活着。

咨询师说

艺术疗法是超越语言的治疗方式。

通过绘画、音乐、舞蹈等艺术媒介，我们可以更自由地表达感受。观赏和创造艺术的过程都是温和的"社会处方"。

℞ 把愤怒喊出来

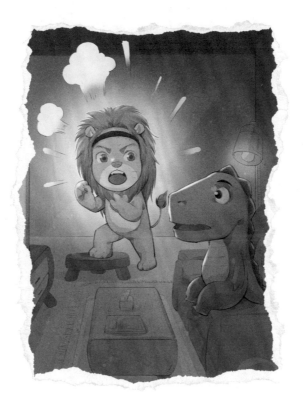

日期: 04.05

R

把愤怒喊出来

抑郁像无孔不入的冷空气，把我冰封回了荒凉的寒武纪，悠远又悲伤。我连吃桫椤树叶的胃口都没有了。

他们都说："成熟的恐龙是不会把情绪摆在脸上的。"还说我们应该维护素食恐龙平静祥和的身份特征，如果你没做到，那一定是你不够成熟。

此时，小狮子在客厅电视机前捶胸顿足，懊恼地吼叫："快传球啊！又没进！怎么踢得这么烂！干什么吃的！"小狮子激动得连鬃毛都要爹起来了。

我不可思议地看着他："你声音再大，他们也听不到。"

"我才不在乎他们听不听得到。"小狮子气呼呼地拍了桌子一掌，"想生气的时候就生气，发泄出来，不然憋在心里只会长结节！"

突然想起上次黑熊队输，我郁闷得好几天都没胃口吃饭，而且这种郁闷并没有改变任何结果。

这么看来，跟我恰恰相反，没心没肺、从不内耗的小狮子，他的做法更有效。他连被美洲豹学长霸凌的时候，都会大声回击，整个走廊响彻着他"不许拿我东西"的宣言。直到现在，整个动物城都没有动物再敢抢他的零食跟文具盒。

于是，我试图模仿小狮子的样子，站在沙发上，用空空的爆米花桶当喇叭，大声喊道："猛龙队！你们赶紧回家洗洗睡吧！！"

"哈哈哈……"小狮子笑得前仰后合，"活着不用太正常，偶尔发一次疯有益心理健康！"

酣畅淋漓的球赛结束了，我边收拾屋子，边暗下决定。

与其任由抑郁把那些反复的悲伤塞进我的大脑，不如等它再来的时候，冲着它发一顿火："我过得好好的，别来烦我啦！""你又想让我陷入那些对事情的负面想法里，我才不会听你的！""别想绑架我，我此刻值得拥有更好的感觉！"

愤怒的能量让我多了一丝底气。

咨询师说

情绪需要被看到、表达和接纳。情绪是进化赋予人类的宝贵利器，每一种情绪都独一无二且弥足珍贵，包括愤怒。

R̲x̲　　享受喜欢的食物

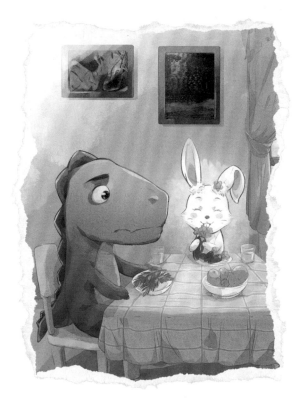

R_X

享受喜欢的食物

"伊莫,今天想吃点什么?"小兔子蹦跶着问我。

我在床角缩成一团,并不想挪动:"胸口堵得慌,什么都不想吃。"

"不好好吃饭,大脑里的'快乐因子'会减少的!"小兔子面露愠色。

"今天电视会播摇滚羊的表演,起床陪我边吃边看吧!"她绕到床头的另一边对我说,眼神中满怀期待。

摇滚羊有那么好吗?小兔子总把他当偶像。

哼,我今天倒要看看,他有什么本事,能让
小兔子如此痴迷!

忍着喉咙泛起的醋意,我勉强点了点头。

"快来,饭菜都准备好了!"小兔子把我拉到客厅电视机前。

摇滚羊的音乐在耳边持续轰炸,鼓点震得我心悸,像有人抓着我的头一下又一下地撞在墙上。在因为敏感而饱受痛苦的这些天里,我不得不怀疑自己被诅咒了,跟幸福背道而驰。

小兔子心满意足地抱着胡萝卜，大口地吃着，餐盘里的嫩桫椤叶散发出清香，让我的头疼得到了暂时的缓解。本以为没胃口，现在竟也觉得有点饿了，我顺势往嘴里塞了一片嫩桫椤叶，随着膳食纤维的摄入，心情似乎也好了很多。

这也许就是快乐因子在大脑里放烟花的感觉吧。

虽然很想永远睡过去，但还是好喜欢新鲜的嫩桫椤叶啊！补充心理能量，从好好吃今天这顿饭开始！

咨询师说

　　好好吃饭，均衡摄入各种营养元素，让我们的身体保持生物化学水平上的平衡健康，就有足够的"原材料"制造出调节情绪的物质：多巴胺让人快乐，血清素使人镇静，肾上腺素给我们活力。补充心理能量，从好好吃今天这顿饭开始。

R_x

把手机调为飞行模式

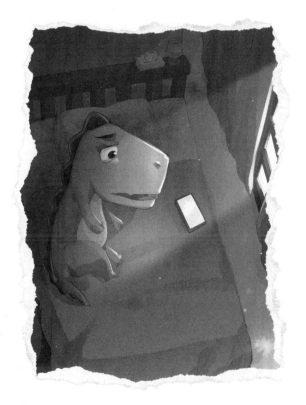

日期: *04.08*

^Rx　把手机调为飞行模式

一觉醒来，我最喜欢的喜剧明星——地震龙叔叔，抑郁自杀了。

新闻评论不断更新的提示音震得我心烦意乱。一阵强烈的窒息感涌上来，好像有只手在使劲掐着我的喉咙。每多看一句，那只手就会掐得更紧。攻击他的每一句话都像钢钉凿进我心里：

"难怪表演的时候那么神经质，原来是精神不正常！"

"找个安静的角落结束不好吗？临死之前还要制造话题！"

"这可怎么好？我家小朋友最喜欢看他的节目了，不会受不良影响吧？"

"抑郁到底是什么？为什么这年头都拿抑郁症当借口！"

我拼命地甩着头，脑袋像被木槌砸过一样生疼，只想把这些杂念都抛开。

生而为人，就没有逃避的资格吗？

如果我也离开了这个世界，他们又会怎么评判我呢？

生活这份试卷太难了。

有些人把地震龙的生平作品整理成集，进行缅怀。他们把抑郁症患者的离世当作一场灾难去祭奠，殊不知，这场灾难其实早就发生了，而现在灾难反倒结束了。

地震龙做了我一直想做却不敢做的事情，他比我勇敢。

我退出新闻程序，把手机调成飞行模式，放在了一边，让这些消息暂时离开我的视线。闭上眼，只听见风和树叶缓缓奏起的哀乐。

世界可真绝情，我决定今天再也不看手机了。

出门去看看云吧，云和小兔子一样温柔。

咨询师说

信息时代，我们每天都会被各种观点、言论身不由己地裹挟。当身处汹涌浪涛中，无法控制外部言论而身心俱疲的时候，记得定期清空信息垃圾，保证大脑环境的健康。

℞

尝试叩响心理咨询室的门

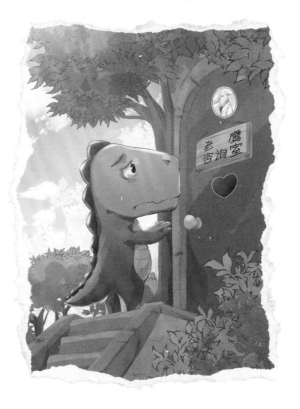

日期: *04.10*

R 尝试叩响心理咨询室的门

太阳依旧从东边出，西边落。我诧异森林的生灵还在以井然的秩序忙碌着和从前一般的生活。

我坐在湖边，丢进去的石子被深不见底的湖水一个接一个吃掉，脑袋里不断萦绕着"恐龙灭绝后会变成化石"的信息。

如果我现在就和石头一起沉到湖底，对这个世界也不会有任何打扰吧？

突然有个声音打断了我的思绪："请不要在春天结束生命。"一条蓝色的金鱼从湖里游上来，显然他已经在我的紧张和窘迫里看破了我的心事。

"在森林里最高的那棵树上住着咨询师老鹰先生，无论发生什么事都可以去找老鹰先生帮忙解决。"

说完，蓝金鱼就游回了湖深处，像从没出现过一样。

我好奇地伸长了脖子眺望远处悬崖边那棵最高的"生命之树"，想过去一探究竟。

爬过长长的台阶，老鹰先生的咨询室大门就立在眼前，四周静悄悄的。

　　我真的糟糕到需要去见咨询师吗？也许撑一撑就好了呢？

　　老鹰先生真的可以帮我吗？他又不是神仙，怎么可能解决所有麻烦呢？

　　我去心理咨询的事，会不会传到其他动物耳朵里呢？

　　在紧闭的大门前，我来回踱步，老鹰先生一定很忙吧？还是不要打扰他了，天怕是要下雨了，算了，回家吧！

（咨询师说）

　　心理咨询是咨询师运用心理学原理和技术，帮助来访者学会心理自助的过程。日子很长，繁杂事务很多，我们总会碰到诸多困惑和烦恼。尽管已经很努力地尝试了多种方法，可是问题依然得不到解决，那么这时就需要寻求心理咨询。但心理咨询这道门槛，很多的人不愿迈入，其最大的阻碍往往来自我们内心。可如果不试试，永远都不会知道它可能带给你什么。给自己埋下一颗寻求专业帮助的种子吧！

℞   与"她"对话

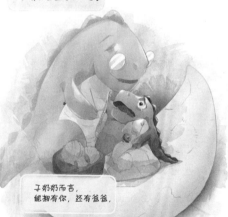

就算我可以侥幸化解危机，
可生命还是会走到尽头啊，
努力又有什么意义呢？

伊莫，生命的意义，
只有你自己可以回答。

于奶奶而言，
能拥有你，还有爸爸，

就是生命给我的最好的礼物
和最大的意义。

R_x 与"她"对话

每个夜晚对我来说都是煎熬。

小动物们睡了，森林里安静得可怕，灰褐色的树枝阴影像是魔鬼的爪牙，张牙舞爪地扑在地上。

我一闭眼，眼前就会浮现行星撞击地面后的残垣断壁、动物四散逃亡的场面，绝望的嘶吼声在耳旁响起，空气中弥漫着皮毛烧焦和血腥的味道。

一次次从噩梦中惊醒，心脏快要从喉咙里跳出来了，枕头被泪水、汗水打湿了一遍又一遍……我不敢再闭眼。

我真是没用，居然会被自己的梦欺负。

小时候，爸爸、妈妈每次出远门，奶奶就会来唱歌哄我睡觉。如果奶奶还在，会和我说什么呢？恍惚间，我看见戴着老花镜的奶奶，靠在床前缝补着我的酷酷龙玩偶……

"伊莫，你怎么哭了？"

"森林预言说，恐龙家族会在下一场危机中灭绝。既然死亡是注定的终点，那我们为什么还要费劲地活着呢？"

"伊莫，不要忘记我们恐龙一族是怎么一路走过来的。火山爆发、气候变化……都没有打倒我们，我们经过了上亿年的进化，才变得像现在这么强壮和聪明。"奶奶的声音温柔又坚定。伴着松柏香味的篝火，奶奶缓缓地讲起了老故事：

"你看传奇的霸王龙家族，有世界上最强的咬合力，十只鳄鱼的力气都比不过它们。可它们的祖先始盗龙，体重只有几千克，还经常被天敌追杀。后来为了生存，它们逐渐进化出了更敏锐的听觉、嗅觉，以及更善于捕猎的敏捷身手和更庞大的体形。

"霸王龙强大并不是天生的，谁能想到它们家族曾经也遭遇过世纪地震那样的灭顶之灾呢？

"你刚出生的时候，爸爸为保护全家击退了很多次狮子的攻击。其实每次我和你妈妈都非常担心，可每渡过一次难关，我们的盔甲都会变得更坚硬，牙齿也更加有力。消除恐惧最好的办法，不是逃避、纠结，而是面对。

"伊莫，谁说你不能像霸王龙那样，创造传奇呢？"

"就算我可以侥幸化解危机，可生命还是会走到尽头啊，努力又有什么意义呢？"我喉咙堵得难受，努力克制住哽咽，怕奶奶会对我失望。

"伊莫，生命的意义，只有你自己可以回答。于奶奶而言，能拥有你，还有爸爸，就是生命给我的最好的礼物和最大的意义。"

奶奶的声音像鹅绒被一样柔软，包裹住抽搐的我……我紧张的身体慢慢被温暖，眼泪也被篝火烤干了。

咨询师说

当不幸摧毁生活的时候，信念会成为我们内心的支撑点，是我们前进的动力。没有人可以使你倒下，只要你的信念屹立不倒。

R̲_X   不再假装

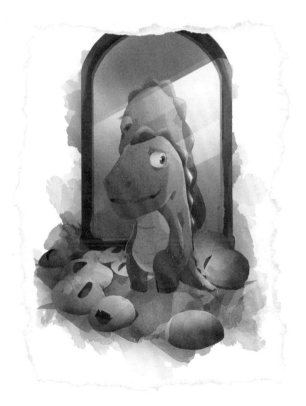

日期: *04.13*

℞   # 不再假装

已经很久没有快乐过了。

我疲惫地站在镜子面前，僵硬地扬起嘴角，像一个面瘫患者，笑得比哭还难看。镜子冷冰冰地反射出我徒劳挣扎的小丑模样。

每次偶遇羚羊警官或是豹子老师，他们总是用表达关心的"过来人"口吻来训导我：

"伊莫，坚强点！"

"你就是想太多了，才会焦虑、抑郁的。"

"你要感谢抑郁，它给了你成长的机会。"

总站在道德制高点上指点我，你们不"冷"吗？！我越是隐忍，试图假装成一个正常人，身体里的大石头就越拉着我的心往下坠。

明明都要灭绝了，还要假装心怀希望。

明明很难过，还要故作坚强。

经历创伤之后，一定能变强大吗？

敏感脆弱、没有安全感是我错了吗？

伤心难过，不可以哭吗？

不想坚强，不想感谢痛苦，不行吗？

我冲出房间，跑到森林，踢飞了脚下碍眼的石子，大声吼道："随你们便吧！我就是这个样子，这就是伊莫！"

我的怒吼响彻山谷，一阵群鸟四起的喧闹后，那些刺耳的训导声也跟着消失不见了，我的心终于安静了些许。

咨询师说

微笑抑郁是一种心理防御机制，这种反向形成是一种"表达抑制"的情绪管理策略。为了隐藏"负能量"，抑郁的人藏起所有与社会期待相悖的情绪，妄图用假装正常人来抵挡正能量的"暴力"。可真正有害的，从来不是痛苦本身，而是我们认为"痛苦有害"的想法。

焦虑告诉我们可能有危险，让我们提前做准备。

悲伤告诉我们可能要失去些什么，让我们想办法应对。

不再假装，健康地表达情绪，才能更好地回应背后的需求。

Rₓ 大哭一场

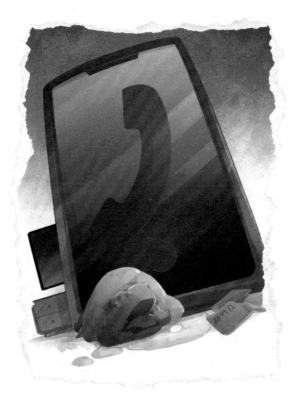

日期: 04.14

大哭一场

尖厉的电话铃声惊醒了昏睡的我。

电话那头，堂哥连珠炮似的质问刺破了我的防御：

"哪家医院确诊的？什么医生开的诊断书？

"得了抑郁症的人也不是都会自杀，你这不活得好好的嘛！上周还熬夜看球了吧？

"都是你的性格问题！从小就唯唯诺诺，没个男子汉的样子，现在又找一个病安在自己头上，给不争气找借口。成天躲在家里，连奶奶的祭日都不来，你还真是我们家族的耻辱！"

我不知道该如何回应，好恨语言太苍白，不足以成为我的护身符。

也许我该修一个精神医学博士学位，并在《柳叶刀》发表一篇两万字的论文，得出病理性的结论。只有这样，才能得到众人的信服和宽恕。一瞬间我竟然有些羡慕那些被放射矿石辐射过，罹患癌症而离开的恐龙，至少他们不用因为罹患绝症而道歉。

快乐的能力好像被剥夺了，除了悲伤还是做不出任何表情。我已经那么努力地在拒绝死亡了，可活着依旧像赤脚踩在火山熔岩上那么痛，那么煎熬。

　　活到今天几乎已经耗费了我全部的精力，拜托，可以不要再对我有任何期待了吗？

　　怀里的抱枕已经被泪水浸湿了一大片，嗓音也变得嘶哑，我像一个肌无力患者，抽一张纸都变得无比沉重。承认并接受抑郁已经透支了我全部的勇气，我实在没有精力再去向身边的人一遍又一遍解释自己真的病了。

　　近日来积压的委屈随着泄洪般的眼泪得到了释放，直到眼皮沉重得再也抬不起来……

（咨询师说）

　　情绪的压抑会让体内产生对身体有害的神经递质，积累情绪垃圾。而哭泣作为最简单的疗愈方式之一，是我们对不适感的合理表达。不管是身上痛还是心里痛，不管是男生还是女生，不管是老人还是孩子，都可以哭。

R_x

把自我怀疑向朋友验证

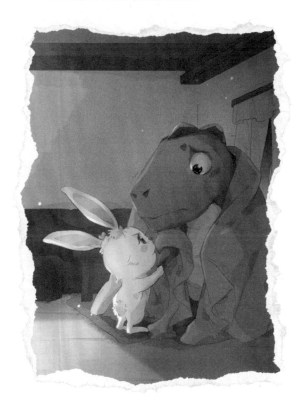

日期: 04.15

℞　　# 把自我怀疑向朋友验证

咚！咚！咚！

"伊莫，开门！"小兔子的声音好似山谷中黄鹂的鸣叫，但对此时的我来说，太刺耳了。

相比被拽出门，或者狼狈地窝在床上，其实我更害怕小兔子看到自己现在的软弱与狼狈。还是用被子蒙着脑袋，装作没听见好了。

"伊莫，我知道你在家！再不开门，我可要生气了！"小兔子的声音里多了一分焦急。

我不得不从被窝里爬出来，胆战心惊得像春天稻田里摇摇晃晃的稗子。

"怎么消失了这么多天？！"小兔子的腮帮子鼓鼓的，质问语气中略带一丝慌乱的哭腔。

要怎么向你解释呢，小兔子？

是说，我觉得此时自己的存在太突兀，与世界格格不入？还是说，生命让我感觉像一个无聊而且折磨人的玩笑？

我咬着嘴唇，支支吾吾地试探着："警署的堂哥说，生病都是我自找的，为家族不耻。"

"当然不是，生病又不是你的错！"小兔子的毛立刻炸了：

"他用错误的观念定义抑郁，用偏见和冷漠来对待你，才是错的！他当年拔智齿的时候，你可是唯一没有嘲笑他的同学。你还熬三叶粥给他当早饭，现在他这样才不算家人吧！"

小兔子跳脚之余，看到我皱巴巴的脸，语气兀地一软，脑袋贴了过来："记不记得，我刚转学来的时候，被浣熊兄弟欺负，是你告诉我：要像排宿便一样，定期排除大脑里的垃圾信息。只有这样，我们才能保证健康的情绪内循环。"

看着小兔子坚定的眼神，我松了口气，从毯子里伸出手。握住她温暖的小爪子，身体好像被输入了新鲜的血液，心脏像第一次跳动那样生机勃勃。

（咨询师说）

　　因为抑郁戴上的"蓝色眼镜"，使我们看待自己和世界可能会有偏差。很多时候我们需要借助朋友、咨询师等其他人的眼睛稍微纠正一下自己的认知，他们会告诉你："你的感觉可能是错的，这一切远没有你想象的那么糟。"

R_x　　**每天补点益生菌**

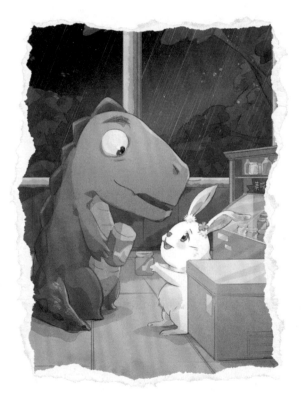

℞　每天补点益生菌

　　周末和小兔子约好去超市采购，可是外面突然下起了雨。掉落的叶子随风飘散，狂风卷着雨水，把落叶和泥土搅在一起，经过灌木丛时，我被溅了一尾巴的泥。

　　我狼狈地藏起尾巴，想赶紧洗干净，可瞬间又泄了气。

　　今天洗，明天洗，天天洗……

　　洗得再干净有什么用？根本没有动物会关心一只失魂落魄的恐龙的尾巴到底脏不脏！

　　令人讨厌的泥巴，令人讨厌的尾巴！

　　"巍巍马博士说过，我们身体里实际有两个大脑——一个大脑在我们头上，另一个则在我们的肚子里，叫'肠脑'。"小兔子从试吃区端来一杯冰冰凉凉的酸奶，贴到我的脸上，"酸奶里的益生菌会帮你赶走肠道坏细菌，通过脑肠轴来改善我们的心情！"

　　我接过小兔子递过来的酸奶，望向窗外，雨滴还在不停地坠下，像千百万个赴死的生命，利用阴沉的天空做掩护，就这么头也不回地跳了下去……

我竟然有些羡慕雨滴的痛快、自由。

我麻木地下咽，用喉咙发出的咕咚声哄小兔子开心。

不知道益生菌是不是真的能帮我打败肠道里的坏细菌，但是我想起营养课上羚羊老师说过："蓝莓可以缓解压力，花菜和洋葱能缓解焦虑。肠道环境也是我们生理系统的一部分，不恰当的饮食和生活方式也会加重我们的心理代偿。"

于是，我又拿了一排酸奶放在购物车里。

（咨询师说）

我们是由生理、心理、社会属性综合而成的统一体。肠脑轴（Gut-brain axis）理论是指肠道和大脑之间的双向信号传递和关联，主要是和肠道微生物有关。补充益生菌，改善肠道菌群，有益于缓解慢性疼痛，改善情绪，重塑心理免疫力。

R_x   让咨询师帮你分担疑虑

4月17日，晴，第一次去见心理咨询师。

我把我的第一次走近死亡的经历宣之于口，
感觉已经挽救了一部分的自我。
老鹰先生说，将来是否能好起来，
全在于我自己的选择。

　　　　我为什么活着？因为我想活着。

R̠x　# 让咨询师帮你分担疑虑

我站在老鹰先生咨询室所在的山头下，再次犹豫要不要走上台阶，蓝金鱼的话时不时地在耳边响起。

老鹰先生每天为森林中不同的动物问诊，我的问题在他这儿，大概也算不上大病吧？

喝完了一整瓶从便利店买的青草汁，有了能量，我顺着长长的台阶往上爬，终于敲响了老鹰先生的门。他戴着一副金丝镜，目光温柔却坚定，引导我来到一个小小的会话厅坐下。

老鹰先生坐在我对面的单人沙发上，递给我一杯花茶，微笑着问我："有什么我可以帮到你的吗？"我不敢迎上他的目光，拘谨地把视线落在地上。

老鹰先生静静地坐着，等我准备好。连风都百无聊赖地从窗口吹进来，翻着桌子上的书。无数个借口从我嘴边咽下，直到我终于放弃了拉扯，疲倦、沮丧地坦白："我好像生病了。"

老鹰先生的腿上放着一个厚厚的笔记本，手里的钢笔闪着点点金光。他沉默了两秒才开口："每个人都会生病，但生病给每个人带来的困扰却不一样。你说你生病了，那你生病后的感觉，可以说得更详细一些吗？"

老鹰先生并没有像堂哥那样责备我，可我要从什么地方开始说呢？

我偷偷抬起头，瞥了老鹰先生一眼，他依然在耐心地等着我，而我的脸开始发烫，眼泪像决了堤的洪水。

"不记得从什么时候开始，身体不再受我控制。吃不下，睡不着，也笑不出来，生活好像变成了一座监狱，每个努力坚持的日子都好像是在服刑，似乎只有死亡才是彻底逃脱的出口……如果给现在的情绪打分，10 分我或许只有 0 分。"

老鹰先生递给我一张纸巾："那你为彻底逃脱做过具体的计划吗？"他依旧没有要责备我的意思。

"有！一个月前，在天台……但后来我想到了和小兔子的约定，忍住了。"

"关于死亡这件事，如果你又有具体的计划，可以来找我，或者试着告诉小兔子。找一个人和你一起分担。"

我的脸更烫了，拘谨地点了点头。

咨询快结束的时候，我问出了一个一直困扰我的问题："老鹰先生，像我这种情况，能好吗？要治疗多久呢？三个月？一年？两年？"

本以为老鹰先生会鼓励我说"完成半年咨询，你一定可以好起来"，但他却目光如炬："伊莫，每个人都有能力变好。我不确定最终事情能不能变好，但我确定的是，我会全力帮助你。而你能不能好起来，多久能好起来，答案完全在于你自己的选择。在我们未来一起咨询的过程中，每周四的这个时间，我都会在这里等你！"

虽然不是很理解老鹰先生的这些话，但我还是把它记在了日记本里。

4月17日，晴，第一次去见心理咨询师。

我把我的第一次走近死亡的经历宣之于口，感觉已经拯救了一部分的自我。老鹰先生说，将来是否能好起来，全在于我自己的选择。

我为什么活着？因为我想活着。

咨询师说

抑郁就像感冒发烧一样，作为一种不适感，是人体的自我保护机制。同其他的致死疾病相比，心理疾病的不同之处在于，它只是让我们减少活动，敏感多思，并没有细胞癌变、不可逆的器官衰竭。所以，只要我们坚持活着，抑郁就杀不死我们。

　　试着在咨询关系中坦诚相待，相信自己有成长的潜能。

　　心理咨询师不会评判善恶是非，空洞说教，而是用尊重、真诚、温暖、共情的态度帮助你看到真正的自己，挖掘自我实现的潜能，从而实现你的成长。

℞　拉伸身体

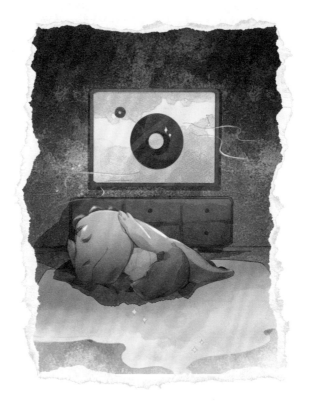

日期：*04.19*

R_x

拉伸身体

又是一个失眠的夜晚。

周围的空气依然感觉沉重，房间变成一个密不透光的铁盒，我的手脚像被无形的茧困住，此时的呼吸变得异常艰难。床单被我搅成一个旋涡，我身陷中间，瞪着天花板，似乎在等它后面的怪兽把它推下来，将我吞掉。

夜晚很静，估计所有动物都睡了，包括天花板后面的那只怪兽。此时只有 *Zoo TV* 节目还在 24 小时播放。电视屏幕一闪一闪，播放着拉伸瑜伽课，一句句引导声像是温柔的咒语。

"意识来到你的头部，放松，向下延伸到身体各个部位。想象蓝色的大海弥漫着一股清香的味道……吸入肺腑……再慢慢吐出浊气……换入新气……

"腿部的肌肉积蓄了太多的疲惫，想象你的呼吸来到腿后侧，再回到腹部，呼出……"

瑜伽老师蔻蔻猪的声音和缓温润，跟着她的指引，我的注意力重新和身体建立起联系，似乎有股暖流涌入四肢、肩颈，抚摸着我的肌肉一块一块逐渐柔软下来。

我躺在地毯上，感觉爪子和尾巴可以舒展到很远的地方，周围静悄悄的，能听到自己心脏咚咚咚跳动的声音。

　　像这样闭着眼永远睡去，是不是就感受不到痛苦了呢？

　　睡眠是死亡的样片。每次睡着，我都好像经历了一次死亡，但每次醒来又获得了一次生命的赦免。

　　每个人都是自己生活里的哲学家，有自己的困扰，也有自己要去梳理的议题。冥想给了我们一个非常好的机会跟自己去对话，梳理自己所关心的议题，然后整合自己。在呼吸之间让自己的身体去感知和寻找答案。希望冥想能够成为你揣在口袋里的小工具，在城市中也可以让灵魂修行。

　　我跟随着蔻蔻猪老师的冥想引导，闭上眼睛，把无休无止的杂念隔离在身体外。通过一次又一次的深呼吸，把所有侵入的声音化为气体吐出去。在专注于呼吸的五分钟里，没有梦，也没有感觉。

（咨询师说）

　　瑜伽、腹式呼吸、肌肉渐进式放松等活动，就像一把打开身体的钥匙，让柔韧与力量结合。一呼一吸间缓解肌肉的紧张，清理情绪垃圾，降低心理压力。思绪平和地流动，能最终打开我们的感知系统，让我们更好地感受当下。

R_x 写下你的噩梦

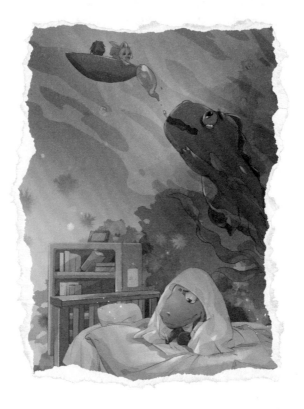

℞　　　　　　# 写下你的噩梦

洪水肆虐而下，淹没了整座森林，大树被拦腰折断，动物们仓皇逃亡。

我被混着水草的泥浆呛住了喉咙，拼命地拍打水面，救生艇上的动物们都没听到我的呼救声。只有小兔子在大声地呼喊我，她的声音嘶哑，伴着哭腔。

我在动物们的哭喊声中逐渐沉入水底……

同时，耳边也一直重复着一个冰冷的声音："没意义，别挣扎了，放弃吧！沉下去，你就解脱了……"

我被一种强烈的窒息感惊醒，全身被汗水浸透，心脏几乎跳出胸口，看了看表，才半夜三点。我双手使劲扭拉着枕头，咬住被子缩在床上，不敢闭眼，梦里的场景还在疯狂地攻击着我。

为什么连晚上都得不到平静？

喉咙被泥浆呛住的时候，爸爸妈妈在哪儿？

为什么出现困难的时候，你们总不在身边！

我没有打算把这个噩梦告诉任何人，不想再多一个人被吓到。我拿出日记本，把今夜的恐惧，永远封印在日记里。

写完这些，已经四点钟了，窗外零星响起了始祖鸟的叫声。我合上日记本，虽然心有余悸，但终于不再冒冷汗。

4月20日凌晨，封印今晚的噩梦。

我不想将这个噩梦告诉任何人。

咨询师说

对自己坦诚相待，可以起到疗愈作用。用文字写下噩梦或者最坏的想象，相较梦境的直观图像，随文字流淌而来的理性梳理，更具治愈力。

R_X   深呼吸

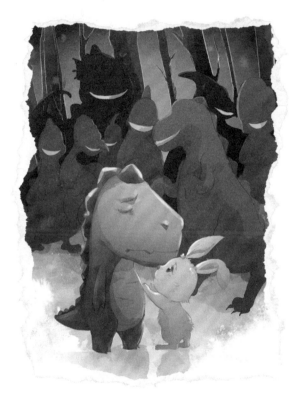

日期: 04.22

℞

深呼吸

我已经请了一个星期的假，再不去上格斗课，可能连期末考试都成问题，更别提毕业了。

如果成为家族里第一个拿不到森林格斗学院毕业证的恐龙，就会被贴上"废物"的标签，第一个感到失望的肯定就是爸爸、妈妈，然后恐龙全族也会因为我而蒙羞……

即便有十万分不想踏进那个压抑的格斗教室，我还是壮着胆子去上了格斗课。

果然，一个多月没有认真训练，我在第一回合就被打倒了。

从地上爬起来的时候，霸王龙老师轻轻叹了口气。我看了一眼周围，训练室惨白的灯光打在其他动物脸上，让他们的脸看起来更加冷漠。

走回观战区，身后不断传来窃窃私语，他们是在嘲笑我吗？

"亏他还长得那么高，居然一下就被打倒了！"

"太给恐龙家族丢脸了。"

"我如果是他，根本就不敢来学校丢人现眼。"

"啊，好疼！"低头一看，原来指甲已经被我咬出了血。

我的窘状被刚下课走过来的小兔子看到了，我慌乱地想逃。

她的爪子捏住我的肩膀，柔声提议："来，我们一起深呼吸——当有更多氧气进入身体，可以降低心率和呼吸频率，我们肌肉和身体的紧张感也会跟着缓解。经常做深呼吸训练，也会有更好的训练状态哟！"

我闭上眼，把注意力放在呼吸上，开始吸气——呼气，吸气——呼气……

10个深呼吸做完，心跳缓和了许多，不再狂冒汗，刚刚耳边嘈杂的声音也都消失不见了。眼前所见真实的，是小兔子带着笑意的粉色脸蛋。

虽然今天还是很糟糕，但是靠冥想深呼吸就能解决焦虑。

哇，我好像发现了人生通关秘籍！

（咨询师说）

　　深呼吸，就是我们前面提到的腹式呼吸，可以简单有效地缓解当下的强烈负面情绪。注意在呼吸过程中一定要集中注意力在呼吸上，吸气时鼓起腹部，呼气时收紧腹部。这是需要练习的一种技能，熟能生巧。

觉察自我感受

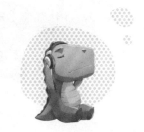

R~x~　　**给抑郁起个名字吧!**

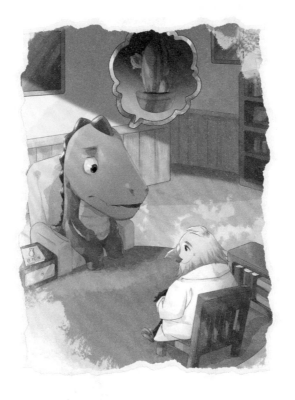

日期: *04.24*

R̽ # 给抑郁起个名字吧！

每次早上醒来，我都不得不努力重启新的一天。

这一天，对大部分人来说就像呼吸一样稀松平常，但对我来说，却像一场全程马拉松，需要持续输出极高的能量，一旦精神懈怠，那条一直追着我跑的黑狗就会扑住我，把我撕碎。这场和死本能的搏斗太辛苦了，我疲惫得有时候连说话的声音都发不出来。

世界在我面前也褪了色，我不知道做什么是有意义的。似乎只有周四见老鹰先生的这个时间，还能让我觉得我可以做一些事情。

我坐在老鹰先生对面，回忆、诉说着这一周的痛苦。

老鹰先生还是和上次一样问我："你能把这种痛苦的感觉，形容得再具体一点儿吗？"

"每个毛孔都长了一根刺，我不知道怎么把它们拔出来，只能任由它们在我的身体里乱刺。刺穿我的后背、内脏……在朋友面前，我也变得长满了刺。他们想帮助我、抱紧我，可我却只会伤害到他们。"

此刻的我，极度怨恨着抑郁带给我的痛苦，开始有点愤怒和焦躁，我握紧拳头继续说："老鹰先生，我很讨厌这种愤怒和焦躁的情绪，噩梦也会侵袭我。我知道没有人愿意听噩梦，只能把恐惧封印在日记本里。"

"写作是一种很棒的疗法，写日记能够帮助你进行自我关怀和体察。未来也许有一天，我们回看你的日记本时，会见证你走了多远。只要你拿起笔，就能做自己最忠实的好朋友。"老鹰先生对我露出了鼓励的笑容，进一步引导我，"我们再给抑郁取个名字，把它变成一个具体的形象，有助于我们重新认识它。"

我没有思考，只是本能反应："仙人掌吧！抑郁就像仙人掌一样，长满了扎人的刺，时时刻刻让我痛得不知如何是好。"

"很好，伊莫。下次仙人掌来找你的时候，你可以告诉它：你不喜欢它！"

(咨询师说)

给抑郁起一个别名的过程，可以将抑郁情绪与自己分离开来，将抑郁当作一个需要进一步研究的对象去审视、研判。这有助于对抑郁情绪的理性认知和应对。

R~X~

听听大家是怎么夸你的

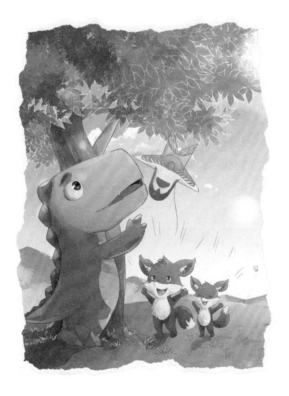

日期: *05.01*

R̽　　　# 听听大家是怎么夸你的

今天终于履行了和小兔子放风筝的诺言，结束后我们躺在草坪上晒着太阳，其间，一群放风筝的小狐狸从我们身边跑过。

绿油油的青草衬得小狐狸们橘红色的尾巴更加鲜艳，像一团团火苗在跳跃。他们飞跑着，风筝也越飞越高。

一阵大风吹来，把风筝挂在了树上，小狐狸们急得团团转。而我走到树下，一踮脚便把风筝取了下来。

"伊莫，谢谢你，你真厉害！"小狐狸们兴奋地对我说。

"这不算什么。"

话音刚落，小兔子就跳到小狐狸们面前："哈哈！一般的恐龙可不能这么轻而易举地够到！他们没有伊莫这么高。"

我突然有点不好意思，脸像烧起来了一样，希望他们没有发现我脸红了。

小狐狸们把我围成一圈，欢呼着我的名字。得到别人认可、喜欢的感觉真好，就像吃了蜜一样甜。

小兔子轻挠我的脑袋："伊莫，你多听听大家是怎么夸你的，哈哈！"

嗯，是的，我好像也没有那么糟糕吧？！

(咨询师说)

　　所谓抑郁状态下的认知三联征，包括对自我的消极认知，对自己过去经验的消极解释，以及对自己未来的消极预期。听到别人对自己的夸奖，就等于为自己的非理性消极自我认知找到了纠偏的证据，从而提高理性自我认知比例，进而缓解抑郁情绪。

R_x

亲手做一道美食

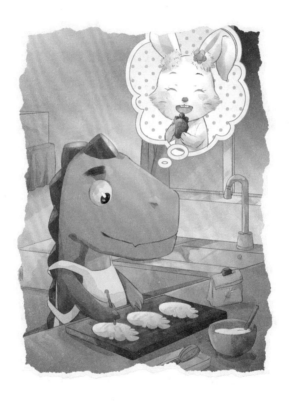

日期: 05.17

℞

亲手做一道美食

不小心在沙发上睡着，醒来已经过了中午。

电视机里播放着美食节目，主持人浣熊正兴致勃勃地往碗里放面粉："做一道美食能够使人精神振奋，获得满足感。"

小兔子今天下午正好从外婆家回来，最近我一直叨扰她，要不，做一顿大餐请她吃吧。于是我抓起菜篮子往超市走。

我特意买了胡萝卜形状的蛋糕模具，猜想小兔子一定喜欢。满载而归后，我跟着浣熊主持的教程打发奶油，放入蔬菜糊，不断搅拌。

胡萝卜蛋糕在金黄色的烤灯下慢慢膨胀，时间过得也比平时快了许多。

叮，烤箱提醒我蛋糕已经完成。一看表，竟不知不觉过去了一个多小时。收拾完"战斗"后的厨房，我回到沙发上等小兔子。

窗外的风轻轻吹动着窗帘，小兔子脸上的微笑变成一股暖流钻进了我的脑海里，让这里暂时没有了嘈杂，只留下了我很长时间没有体会过的温暖和平静。

(咨询师说)

　　动手做美食，可以在行动当中对抗"自己什么都做不了"的非理性消极自我认知，同时提升美食疗愈身心的作用，尤其动手为牵念之人做美食，可谓一石三鸟，可以有效舒缓抑郁情绪。

R_x

奖励自己

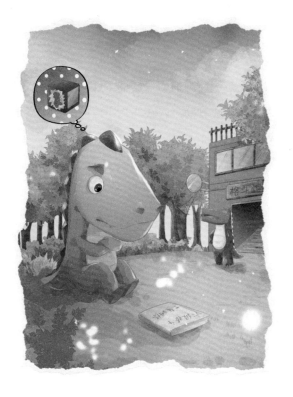

R̥

奖励自己

面前摆着的《六级格斗，十年训练》让我想到了荒废近半学期的格斗课。再不练习，我真的要变成一只废恐龙了。

被翼龙爪子挠到的伤痕好像又开始隐隐作痛，河马裁判宣告我是败方的声音在耳边不停回响，一张张嘲笑我战败的脸，不断闪现在我的脑海……

现在只要一想到格斗，我就害怕得浑身发抖。

为什么一定要学会格斗才能成为真正的男子汉呢？

为什么要用攻击来证明自己的强大呢？

我很不喜欢打打杀杀，但我也无法打破恐龙家族的传统——必须要拿到格斗学院毕业证。

我问小鳄鱼：“你是怎么通过短跑结业考试的？”

小鳄鱼双手叉腰，自信满满地说：“给自己设立目标奖励，比如今天跑完全程，就奖励自己打半小时游戏，生活就是要有盼头才充满干劲嘛！”

那我的盼头是什么呢?

如果我能鼓起勇气去练习，就奖励自己一个恐龙侠的盲盒放在床头吧!

（咨询师说）

很多时候，我们能够坚持做一件感觉不到享受，甚至还会痛苦，但必须要做的事情，动力来源是做完这件事后可以得到心理学所谓的"强化物"，也就是奖励。强化物可由别人给予，包括精神奖励和物质奖励;也可由自我给予，同样包括物质奖励和精神奖励，例如告诉自己"我很努力，了不起"。

R~x~

屏蔽噪声

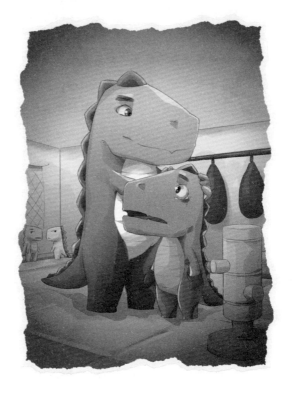

日期: *06.09*

屏蔽噪声

R_X

格斗课上，我拙劣地模仿着霸王龙老师刚刚示范的出拳动作。可无论我怎么用力，眼前的木桩都没有一点儿反应，而其他同学的木桩则不断地晃来晃去。

我听到了背后同学们的窃窃私语：

"嘻嘻，伊莫还是老样子。"

"我猜他这学期也过不了考试。"

"之前考试他哪次不是靠运气过的？他哪儿有实力？"

霸王龙老师的脸色愈发阴沉，我害怕极了，攥紧了拳头。也许我的动作再大一点儿就能发力了，可此刻，鼻酸、针刺的感觉又来了，眼泪止不住。

为什么只有我，不论怎么努力都不如别人呢？

像我这样的恐龙，活着就只能给家族丢脸吧！

"伊莫，屏蔽那些噪声吧！比起其他人的看法，你自己如何看待自己更加重要。"霸王龙老师用他短短的手捂住我的耳朵，好像是一层柔软的棉花包裹着自己，我有种被保护的感觉。

我听不到同学们的议论声了，而霸王龙老师刚刚的话却在我心里不停回荡，逐渐清晰。

我松开攥紧的拳头，睁开眼，不好意思地请求霸王龙老师："老师，下课之后，我能继续在教室里练习吗？"

他摸摸我的头说："当然！"

咨询师说

　　别人说什么，我们控制不了，但我们可以控制自己如何对待别人的评价。当别人的评价对自己徒增伤害的时候，我们可以选择听而不闻。他人的评价也只是他们的想法，并不是现实。

R_x

有同理心地待人

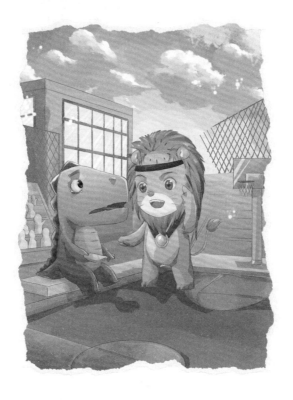

日期: 06.20

R̽   # 有同理心地待人

小狮子获得了今年上半年度篮球比赛的最佳球员称号，他站在领奖台上，胸前挂着金光闪闪的奖牌，和他的金发一样耀眼。

观众席上挤满了啦啦队，只为一睹校草威风凛凛的高光时刻。

我扣上鸭舌帽，把外套往下拽，试图在这样一个喧闹的场合里把自己完全隐藏起来，不被任何人看到。

可小狮子却远远地发现了观众席里最不起眼的我，跑过来给了我一个热情的拥抱："伊莫，谢谢你来给我加油！"

"小狮子你真厉害，恭喜你拿了奖！"我低着头并不想和他靠得太近，总觉得他会把大家的目光都吸引过来，让我浑身不自在。

我又把鸭舌帽往脸上扣了扣。

小狮子搭着我的肩膀把我拉到角落，示意我看手机。

伊莫，你也有你的独特之处。当我们允许自己是现在的样子，并让希望的火焰一直燃烧，总有一天，它会击溃生命中的黑暗。

我解锁手机，小狮子招牌微笑的头像和留言一起出现在手机屏幕里。我抿着嘴不敢说话，生怕一开口就会是哭腔。

小狮子收起尖尖的爪子，一把搂住我，凑到我耳边："你不完美，可哪个动物又能十全十美呢？偷偷告诉你……其实，我现在已经开始脱发了……"

小狮子轻轻推起前额的头发，他的发际线已经明显往后退了一大截。

啊！原来像小狮子这么优秀的动物，也会有这样的烦恼！作为雄狮的他，如果掉光了头发，是否会变得和我一样无助，在家族中无法立足呢？

我边这样想，边忍不住想安慰小狮子，可我话还没说出口，小狮子却又安慰起我来："打起精神，伊莫，你可是我见过的啃骨头啃得最干净的恐龙！"

原来，小狮子一直在身边安慰、鼓励我，而我却只顾着自己，从来没好好关心过他，我真是太没有同理心了。

"小狮子，你是我最崇拜的人，掉头发的烦恼打不倒你的！"我红着脸，鼓起勇气说出了这番话，希望能安慰到他。

这一刻，我感觉降临在自己身上的痛苦，也不再是最重要的事了。

（咨询师说）

同理心（empathy），有时也被称为"共情"，是一种自带光芒的能力。如果我们能够对彼此的悲欢共情，双向的疗愈也就同步发生了。

R_x

换个地方试试

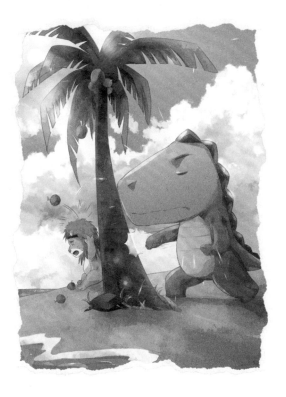

℞

换个地方试试

明天就要格斗期末考试了，我不得不到练习室练习。可我无论怎么用力，木桩都只是轻轻摆动，好像在嘲笑我。

"为什么我练了这么多次，却一点儿进步都没有？！"

"你天天都在一个地方练习，深受这个环境的影响，肯定会陷入瓶颈啊。走，我带你去个地方！"说完，小狮子就拉着我往海边跑。

他的手湿湿热热的，有股暖流传到了我手心里。

小狮子拽着我跑到了海边的椰子林，他的毛被夕阳镀上了漂亮的金色："海边的阳光太舒服了，对你的训练一定有帮助，你打打这棵椰子树试试！"

我勉强扎了个马步，然后闭上眼睛，把注意力集中在拳头上，气沉丹田，一拳捶在了椰子树上。

扑通！"哎哟！砸到我了！"

我睁开眼睛，看见小狮子捂着头，脸上却笑嘻嘻的，地上是几个刚掉下来的椰子。

"原来我有这么大的力气！"在新环境中，我发现了自己的新能量。

(咨询师说)

　　人是深受所处环境影响的。换个新地方，曾经如影随形的对自己的苛责，有可能因为新环境而消失。如果还有支持自己的亲朋好友陪在身边，那么还可以提升自我理性认知能力。

R_x

认识新朋友

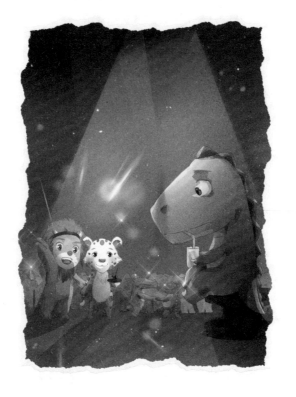

R̥

认识新朋友

暑假期间鳄鱼小姐邀请森林里的动物们参加她的成人礼舞会。

动物们都出席了，我也来了。大家快乐地聊天、跳舞，灯球发出的光轮流打在每个人的脸上。

我本来没打算来的，只想一个人在家躺着，但小狮子非拉着我参加。现在的我，一个人默默地躲在一个角落里喝着杪椤汁。笑声、歌声包围着我，这些热闹的声音传到我耳朵里，犹如黑夜在哭泣。

喧闹和快乐是属于他们的，我什么都没有。

心脏在咚咚咚地快速跳动，我觉得此刻自己又被孤独和黑暗紧紧包裹了。

我心里默念："看不见我，看不见我，看不见我……不要过来，不要过来，不要过来……"希望没有其他伙伴注意到我。

可偏偏这个时候，小狮子牵着花豹朝我喊："伊莫！这是我的新朋友花豹，她邀请你喝今晚特制的糖浆，快来啊！"

"啊?！"我还没反应过来，就已经被他们拉到了吧台。音乐声、欢笑声、心跳声……像烟花一样绽放开，我也不自觉地跟着扭动起来。

咨询师说

社交让我们身处人际关系中，而伴随社交的各种活动，能让我们的肢体或者大脑动起来，从而有利于缓解负面情绪，促进积极向上的自我认知。

℞

切换一下歌单

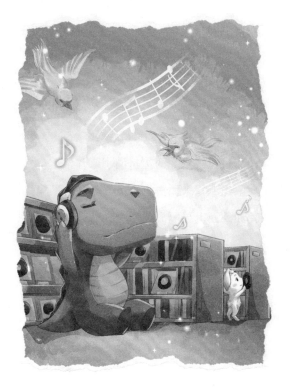

日期：07.11

Rx

切换一下歌单

生病以来，我常常觉得过去喜欢听的歌也变成了噪声——每当听到打鼓声，鼓点就好像一拳一拳的重击，让我的胸口又闷又疼；每次路过长颈鹿的小提琴教室，旋律也像拉大锯一样，折磨着我的神经。

小兔子把我带到鹦鹉音像店，她说切换一下歌单会让我好受一些。

音像店过道很窄，两边挤满了碟片架，空气里的灰尘，在太阳光下飘来飘去。小兔子帮我戴上耳机，我突然有一种和外面世界隔离的感觉，这让我找回一点儿安全感。

小兔子给我放了好多首摇滚羊的歌，我心不在焉地听着，直到耳边响起百灵鸟婉转悠扬的声音：

"我有一个，美丽的愿望，

长大以后能播种太阳，

播种一颗，一颗就够了，

会结出许多许多的太阳……"

这是奶奶过去常常对我唱的歌。每次被爸爸批评完，奶奶总是会拍着我的背，轻轻哼唱，哄我入睡。

此时我闭上眼睛，感觉好像有只手真的在拍着我的背，再次睁眼的时候，看到小兔子拿着那张太阳碟片，眼睛笑成了月牙。她的笑容比冬天的太阳还温暖，世界上再也没有比小兔子的笑，更治愈的东西了吧。

（咨询师说）

抑郁状态会让我们暂时发生很多变化，如果曾经喜欢的歌曲不再喜欢，请切换歌单。不管是久远的摇篮曲让自己获得儿时的安宁，还是另类的新歌让自己恍若新生，都请尊重自己当下的感受，这样才能更快摆脱抑郁"黑狗"。

R̽　　做正确的问题归因

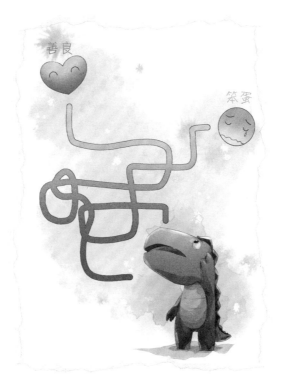

日期: *07.24*

做正确的问题归因

Rx

　　我和老鹰先生相识已经四个多月了，在这儿，我逐渐有了一种归属感和安全感，觉得现在坐的椅子就是我的椅子，而老鹰先生也正在全身心地关注着我。

　　我跟他诉说了我这段时间以来内心的情绪——愤怒、伤心；诉说了我不喜欢"仙人掌"给我带来的感受，我想摆脱它，以及我为它所做过的努力和遭受的失败。

　　我新的抱怨又来了："新学期格斗课已经开始近一个月了，小狮子也带我尝试了一些新的方法，可我还是没有什么长进，我果然是最笨的恐龙！"

　　"为什么认为自己是最笨的恐龙呢？"老鹰先生耐心地问我。

　　"班上每个恐龙都在进步，可我却连基础的进攻动作都做不好。"

　　"那你做进攻动作的时候，在想什么？"老鹰先生推了推眼镜问。

　　"我……我在想怎么和对手保持距离。"

　　"为什么要保持距离？"

"我的体格很大，爪子很尖，我怕伤到他们。小时候每次看到恐龙相互厮杀，我都觉得很可怕。"

"你担心在训练中伤到他们，所以选择逃避，是吗？"

"是。"

"所以你有没有想过，没有进步并不是因为你所谓的笨，而是因为你的善良？"

我思考了一会儿，对老鹰先生的话表示了我的半信半疑。

"伊莫，同样分析格斗出现的问题，你觉得原因出在自己太笨，而我分析出的原因是你善良，以至于不愿意出拳伤害别人。我们从不同角度看待问题，推断出了完全不一样的原因，这叫认知归因。生活中许多痛苦都来源于错误的归因，当你用正确的归因看待事物，积极的情绪和行为自然而然就会来到你的身边。"

老鹰先生对着我微笑起来："下次遇到问题，试着换个方向思考，也许你能打开解决疑虑的新思路。"

咨询师说

归因（attribution）指对自己或他人的行为原因给予解释的心理过程，这会影响今后同类行为的动机。客观理性的归因，可以帮助我们更高效地解决问题。如果习惯化归因不能解决问题，就尝试学习新的理性归因。

R~x~

不和别人比较

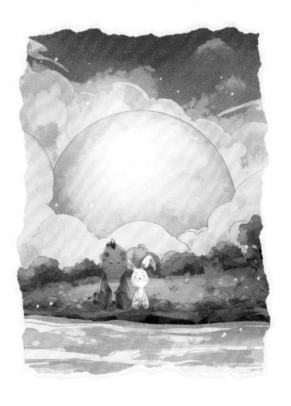

日期: 07.29

℞

不和别人比较

要想改变，就必须在想要和别人比较的时候，留心到这个想法。有了这个警觉，你就可以在比较发生之前进行遏制。我们可以在脑海里画一个醒目的红色叉叉，或者默念"停止"，又或者运用其他合适的方法。

活着好累啊!

我一根一根地揪着青草地上带着露珠的嫩芽，排解着此刻内心的烦躁。我恨不得自己变成眼前的嫩芽，被别人一下拔掉，得以解脱。

"怎么了？"小兔子把脸凑过来，用大大的眼睛看着我。

"大家都觉得恐龙很厉害，可我就不是一只厉害的恐龙……"此时，我耳边又传来了爸爸曾经骂我的声音：

"隔壁家树息龙都能做到，你怎么就做不到？白长这么高个儿！

"算了，指望你和翼龙飞得一样高是不可能了。

"伊莫，我这张老脸都被你丢尽了。"

"我没有树息龙聪明，也没有翼龙的翅膀，我又蠢又呆……"

"那么多恐龙，怎么比得过来呀？伊莫有伊莫的特点，你就是你！"小兔子用耳朵蹭了蹭我。

"妈妈跟我说，不要刻意去寻找同类，追求共性，我们可以保持自己不一样的个性和天真。像探索新大陆那样，去认识与我们不同的个体，感受生命的差异。"

"就算不和别人比较，我也没有什么值得骄傲的优点啊！"

"不，你有！就像森林里没有两片相同的树叶一样，你只是没发现而已。伊莫，你的善良就是独一无二的！"

"可是爸爸从不关心我是不是善良，他只在乎我是否强壮、善战。"

"伊莫明明很温暖体贴，爸爸却希望你是霸王，那是大人自己的问题吧？你不必迎合别人的期待，做你自己就好。"

身后的太阳慢慢躲进森林，河水里我和小兔子的倒影被拉得长长的，我心里默念着："停止，停止，停止……"

咨询师说

比较，分横向比较和纵向比较。横向比较即和他人比，纵向比较是和自己比。横向比较很多时候可以帮助确定某些客观情况，比如班级成绩排名，可以让你知道自己目前的学习效果。我们每个人都是独一无二的，很多方面无法简单比较。纵向比较更理性，只要我们经过努力，和昨天相比有进步，就值得为自己点赞。

R_x

看一场脱口秀

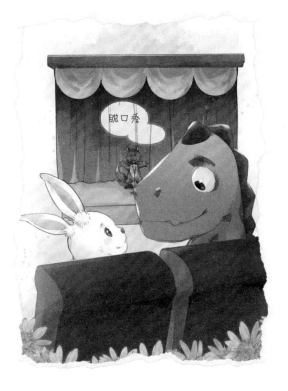

看一场脱口秀

生病后，我意识到自己脾气越来越差，一点儿小事就能把我气炸，记性也变得不好。

昨晚明明复习了，今天脑袋又是一片空白。

小兔子让我帮她去图书馆借书，我却把这件事忘得干干净净。

晚上明明努力让自己睡了很久，白天依旧昏昏沉沉。

……

我感觉自己的身体开始退化，这样下去，还没等到行星撞击地球，我就先行告辞了。

"伊莫，陪我去看脱口秀吧！很好笑的！"小兔子拿着票啪一声拍在玻璃窗上，拉着我就往剧场走。

灯光打在舞台上，狼先生带着他独特的坏笑上台了：

"我跟蚂蚁说，你这么闷是永远找不到女朋友的，有没有考虑过以后啊？

"蚂蚁说，狼哥我考虑过啊，但是蚁后看不上我呀。"

……

这个谐音梗把身边每个人都逗笑了，但我却不理解他们在笑什么，有什么可笑的？

"伊莫，你知道为什么邀请你来看脱口秀吗？"

"不知道。"

"因为行为可以改变情绪！你先咧开嘴，装出笑的姿势试试看，心情真的能跟着变好。"小兔子神神秘秘的，边说边给我做了一个笑的示范。

我模仿着小兔子的微笑表情，使劲把嘴巴咧开，皱起脸颊，才发现脸已经僵硬到做微笑表情都很吃力，没等我反应过来，小兔子已经掏出一面镜子摆到我面前：

"伊莫，如果举办鬼脸大赛，你一定能拿第一。"

看到镜子里的我这副皮笑肉不笑的样子，我俩都被这滑稽的样子逗笑了。

咨询师说

　　身体的反馈活动可以增强情绪和情感的体验，心理学上称之为"感觉反馈"，所以保持一种面部表情可能会引起真正的情绪。想让自己心情好些，可以试着把一根小木棍横着咬在嘴里，这样嘴角会被动保持上扬。

R_x

晒太阳

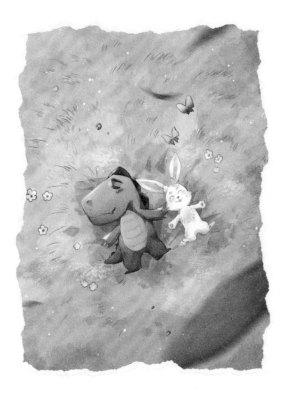

℞

晒太阳

梦里我又回到了被犀牛一拳击倒的那天，同学们嬉笑着把我围起来：

"伊莫好笨，连格斗都不会！"

"长了这么多肉果然扛摔！"

"素食恐龙就是弱，不会有女生喜欢他吧？"

"这样下去，即使没有火山爆发，他自己也会灭亡呀！"

我想大声反驳，也想放声大哭，却什么也做不了，只能在角落里紧紧攥着拳头。我把挫败、委屈和眼泪都憋在肚子里，胃像是胀起的一个巨大的气球。

"伊莫，醒醒！"恍惚间，有个声音在叫我。我睁开眼睛，小兔子提着一篮胡萝卜三明治担心地看着我。

"伊莫，你的手好凉，怎么还一直发抖？"

窗帘一如既往地半掩着窗户，我的四肢像迈进了流沙，持续下陷，头昏昏沉沉的，不知道现在是什么时候，也分不清到底哪边是梦境，哪边是现实。

小兔子拍了拍我，没再多问："今天的阳光暖暖的，我们去外面晒晒太阳吧！"

我们躺在草地上，阳光透过银杏树洒下来，一阵微风吹来，斑驳的树荫也跟着晃动起来。

不知不觉，我的眼泪被太阳蒸干了，身体也暖暖的，感觉恢复了一点儿力气。

咨询师说

光照时间长短跟人的情绪好坏相关。晒太阳会刺激体内多巴胺、血清素以及5-羟色胺等分泌，使人心情平和、愉悦；晒太阳还可以促进维生素D合成，改善生物钟，促进睡眠等，从而减少抑郁发生或减轻症状。

R$_X$ 接纳不完美的自己

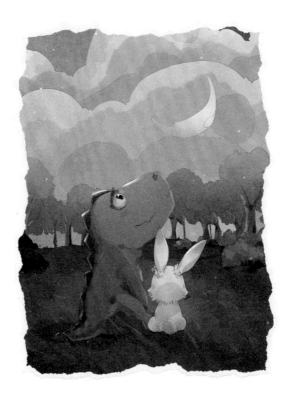

日期：08.16

R̥ 接纳不完美的自己

月亮从草地上空升起，月光洒下来，像给大地镀上了一层银光。月亮这么美，动物们都喜欢它，而我却浑身缺点。

最近开始控制不住地想吃东西，撑到吐也还是停不下来，一个劲儿地往嘴里塞。也很想提起精神去做点运动，但身体却重到根本拖不动。

"谁会喜欢一只胖恐龙啊！"我一拳捶在树上，完全忘记了小兔子正坐在我旁边。

她急得喊出了声："哪怕是月亮也会有缺一块的时候呀！我们正是因为不完美，才要去不断追求，变成自己想成为的样子！"

"小兔子，我知道你和小狮子都是在安慰我，'没有动物是十全十美的''要接受自己现在的样子'，可是话说起来容易，做起来真的好难。"

"但是伊莫，不管你是什么样子，都不影响我们喜欢你。请你也像我们喜欢你那样，不要错过每天对自己友好的机会。"

小兔子离我很近，她蓬松的毛随着晚风轻轻飘动着，时不时可以闻到一些青草的气息。月亮被飘过来的云挡住了，大地被夜色吞没，却似乎缓解了此刻的孤独和痛苦。

（咨询师说）

　　不完美才是生活的真相。希望更美好是促进成长的有力推手，可如果要求必须完美，那就是典型的非理性信念了。

R̲x̲ 寻找生活仪式感

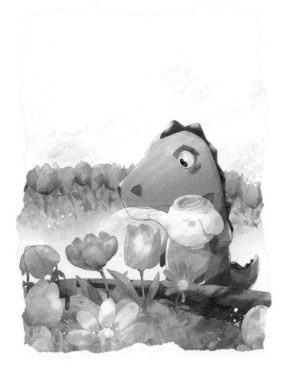

Rx   # 寻找生活仪式感

这几天读书，看到《小王子》里的一句话："仪式感，就是使某一天和其他日子不同，使某一时刻与其他时刻不同。"

小时候，妈妈每天早上起床第一件事就是给花园里的花浇水，她告诉我："用照顾灿烂的花来开启新的一天，是妈妈生命中最大的仪式感。"

而我的生活，似乎已经千篇一律了。

今天路过花园，我发现里面的植物都快干死了，病恹恹的，花坛里的它们，好像镜子里的自己，毫无生气。

这些花曾经是妈妈的宝贝，我希望它们重新活起来。

我找到遗忘在花园里的大鼻子喷壶，接了满满一壶水，小心翼翼地开始浇花，居然不自觉地学起妈妈哼起歌来。

植物挂着水珠的样子，就像是在对我笑着说："伊莫，好久不见！"

突然觉得浇花时的自己是有用的，我还可以帮花施肥、除草……今后妈妈的花园就由我来守护，营造我生命中的仪式感吧!

仪式感可以看作五种爱的语言之一——精心的时刻,这是表达爱并感受爱的美好时光。爱是解决生活问题的能量源泉,所以多创造机会给自己赋能。

R_X　专注于当下

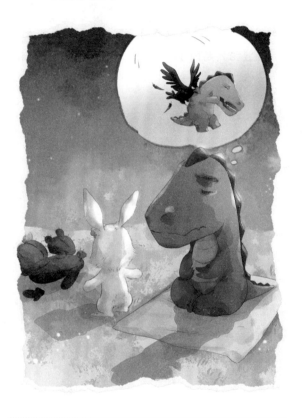

日期: 08.22

℞

专注于当下

怎么会有恐龙像我一样倒霉呢?

出门就踩了水坑不说,和小兔子回家刚到家门口时,头上又被乌鸦拉了一坨便便!乌鸦不仅不道歉,还笑着飞走了。我不得不灰溜溜地回家,洗了澡,再次掉入沮丧的泥坑。此时,"仙人掌"来了:

> 我怎么这么好欺负,连乌鸦都笑话我!乌鸦肯定会告诉别的小鸟,说我是个笨恐龙,然后别的小鸟也会在我头上拉便便。
>
> 我在大家眼中就这么不堪吗?

"伊莫,停!"小兔子在我眼前蹦来蹦去,挥动着爪子。
"停什么?"
"停下那些攻击自己的想法。"小兔子叉着腰认真地说,"你肯定又在因为别人的错误而惩罚自己了!"

啊!回想刚才的想法,就像是驾驶途中失去了理智的横冲直撞,谢谢小兔子及时帮我踩了刹车。我的脑袋突然一震，好像被电击中似的，出了一身冷汗。

"没事，没事，千万不要责怪自己。"小兔子摸了摸我的额头。

"还好有你，谢谢你，小兔子。"

"谢我干什么？我还什么都没帮你做呢。"

"你的声音保护了我，让我没有在泥坑里继续深陷下去。"

"伊莫你发现了吗？人在不清醒的情况下，完全意识不到自己在想什么、做什么，我们需要及时把注意力拉回来，专注于当下你所看到的、听到的东西。我不在的时候，你得用你自己的声音保护自己。"

"头洗干净了，我们就继续准备晚饭吧！"

情绪就像天气，我们要做的就是保护当下的自己，关掉内心那个一再回放压力事件的屏幕，等待天晴。

咨询师说

　　所谓抑郁状态下的认知三联征，包括对自我的消极认知、对自己过去经验的消极解释、对自己未来的消极预期。请记住，这些都仅仅是想法，并不是现实。专注于当下，更可能迎面遇到各种各样纠正认知曲解的证据。

R_x

从记忆口袋里找出一件快乐的事

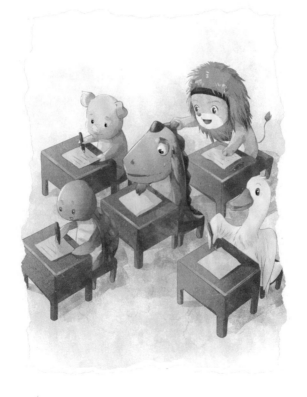

R̈x

从记忆口袋里
找出一件快乐的事

　　今天是新学期开学第一天。上课铃刚响，长颈鹿老师就站上了讲台："今天这节写作课的题目是《一件快乐的事》。"老师话音刚落，大家就奋笔疾书起来。

　　前面的小乌龟一边写，一边笑，我都好奇他到底在笑什么。

　　左边的大白鹅摇头晃脑，十分钟过去了，作业纸还和他的鹅毛一样白。

　　右边的树袋熊，写一会儿停一会儿，大概是思考怎么写得更开心一点儿吧。

　　我看着题目，脑袋始终一片空白，一个字也写不出来。我烦躁不安地用笔戳着脑袋，直到额头被戳破了皮。

　　写得快的同学已经开始分享自己的作文了。

　　绵羊美美说："我不用褪黑素就能睡个好觉，这让我精力充沛，心情愉悦。"

　　小野猪嘟嘟说："我控制住了食欲，锻炼出一身肌肉，好身材让我快乐。"

　　驯鹿蹦蹦说："我每天都抽出时间去练习负重跑，暴汗后的酣畅淋漓给我带来快乐和充实感。"

……

"伊莫，你写到哪儿了？我等着和你一起交呢！"小狮子压着嗓子，用橡皮头戳我后背。

我低着头，假装没听到他的话。

"我跟你说啊，你和我写一样的吧，肯定能拿高分！"小狮子边说边把作业本塞到了我的桌子上。

怎么能和你写一样的呢，这不成抄袭了嘛！我正想把作业本还给他，却看到作业本封面上"秋天的第一把栗子"的标题。

是啊，那天小狮子看我笨手笨脚，栗子壳都是他帮我剥的！

我立刻把这件快乐的事写在了作业本上。作文不可以抄，但回忆是共同的，快乐是可以复制的。

写完后，我感觉糖炒栗子的味道好像又回到了嘴里。

（咨询师说）

回忆快乐的往事，可以有效质疑自己对过去经验的消极解释，增加理性信念。

R_x

看一部纪录片

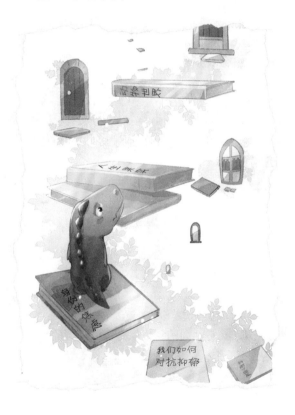

R̽ 看一部纪录片

格斗教室里又传出一阵阵打斗的声音，今天我又不能幸免地出现在这里，和其他动物一起学习这些无用的暴力手段。

"真不明白，都是文明社会了，学这些无聊的东西有什么意义！"我一边愤愤地出拳打向木桩，一边碎碎念。

霸王龙老师路过，听到了这些话："伊莫，那你觉得什么有意义呢？"

我憋红了脸想了半天，答不上来。

"这个世界上的所有动物最终都会死亡。"霸王龙老师提高了音量，"但如果因为结局都是死亡，就认为一切都没有意义，那我们为什么还会出现在这里？"

"伊莫，回家看看《动物世界》纪录片吧，或许你会重新体会到生死的意义。"

纪录片里会有答案吗？好想赶快结束这场训练，回家看看。

（咨询师说）

著名心理学家艾利斯认为，理性思维是基于客观现实或关于生活的公认事实做出的判断。看纪录片，是真实观察、间接体验他人的生活，这可以帮助我们看到更多真相，丰富我们看待问题的视角和素材，从而形成更加理性的认知模式。

R̲x̲ 到海边拍照

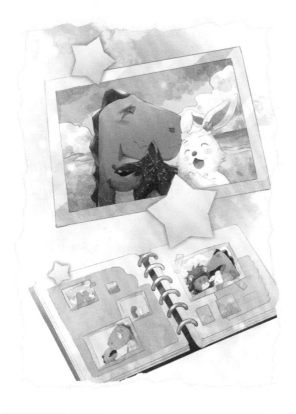

R_x

到海边拍照

前几天的格斗课几乎耗费了我所有的力气，我不得不在床上躺着休息两天。我打不起精神来，懒懒的，每天都被沉重的灵魂压着，可还是不得不拖着躯体活在世间。

小兔子看不下去了，非拉着我来到海边拍照。

海浪温柔地打在我们的腿上，小兔子对着天空、海水和海滩拍个不停，没一会儿，她激动地喊道："伊莫，快看，是海星！"

我凑过去一瞧，海滩上真的躺着一只大大的海星。

"好看！"我情不自禁地感叹了一句。

"我们和它合个影，然后送它回大海，怎么样？"小兔子扑棱着两只耳朵问。

我犹豫了，因为最近胖到满脸横肉不说，还新长了很多小痘痘……

"快来呀，用拍照记录下美好时刻，这样一辈子都不会忘了！"小兔子兴奋地喊着，将相机猛地凑了上来，我不得不进入了镜头里。

　　回家后，我把照片放进相册。过去美好瞬间的记忆随着相册的一页页翻动逐渐清晰起来：我和小兔子、小狮子在舞会上手舞足蹈，和爸爸妈妈、爷爷奶奶拍了第一张全家福……

　　我翻动着承载记忆的相册，沉浸在这一刻的幸福里。

咨询师说

　　拍照定格美好瞬间的同时，使我们专注于当下，也成为日后回忆快乐往事的索引。

R_x

标记日常中不一样的事

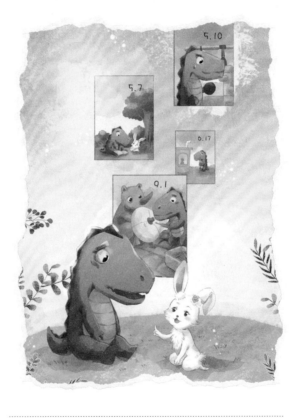

日期: 09.12

℞ 标记日常中不一样的事

"最近我经常做噩梦，梦到被黑狗追着跑。本来睡觉还能让我舒服点，现在连觉也睡不好了，真的好累。"我耷拉着脑袋，对着小兔子诉苦，"那些不好的事情总是不断地出现在我脑海里，没办法把它们甩出去。"

"嗯……你的生活里也有很多快乐的事，它们才是你应该关注的重点呀！"小兔子微笑着回答。

"起床，吃饭，睡觉，做噩梦，每天都重复着一样的生活。"说到这里，我越想越气。

"怎么会！伊莫，生活是重复的，但不是复制！你今天做了哪些事呢？"

"嗯……路过动物森林之家，犀牛村长正好在支天线，我搭了把手，帮忙把村子里的电视信号恢复了。"

"伊莫，你做了一件大好事呀，大家一定很感激你！"

"一件小事而已，没什么大不了的。"

"小事却有大意义啊！有了电视信号，犀牛村长才能及时把动物森林大事件播报出去，大家才能收看美美龙表演。还有，没有电视信号，你怎么跟着 *Zoo TV* 拉伸身体呢？"

（咨询师说）

　　因为抑郁症戴上的"蓝色眼镜"，使得美好的、不一样的事情有意无意地被过滤掉了。要有意识地寻找、发现生活中的不一样和美好，慢慢养成新的认知习惯。

℞
调整身体语言

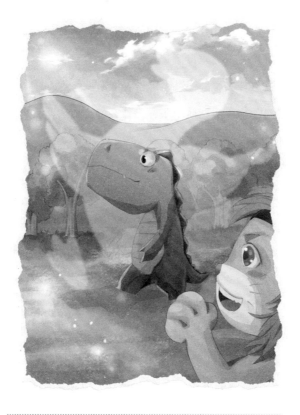

日期: 09.16

Rx　调整身体语言

动物城来了好多明星，火狐、白孔雀……他们个个多才多艺，当然我最喜欢的还是美美龙。

"好羡慕美美龙自信又大方的样子。"

"这有什么难的？"小狮子不屑地说。

"对你来说当然简单了，你什么都会……"我生气地反驳他。

"你看昂首挺胸走路的大白鹅，看起来多自信，你可以先从自信的姿势开始学习啊！"小狮子边说，边抬头挺胸地看着我，"肢体的变化，也会让精神状态跟着改变。就像这样，把头抬到视线上方一点儿，舒展肩膀和后背。看起来是不是比刚才自信多了？"

小狮子看着确实挺拔了不少，人也变精神了，样子真的自信很多。

在小狮子的催促下，我也学着大白鹅走路的样子，努力抬头挺胸。刚开始有点不太好意思，但小狮子在旁边不停地给我加油打气，我又试着做了几次，感觉熟练了不少。

"恭喜你，伊莫，成功变身'自信恐龙'！"小狮子把爪子插在口袋里调侃着我。

咨询师说

　　将身体打开，挺胸收腹，平视前方，步履踏实，眼神坚定，讲话时音量稍高，语速适中，这些都是表现自信的身体语言，感觉反馈会让我们体验到心理自信。

R_X

学会自我觉察

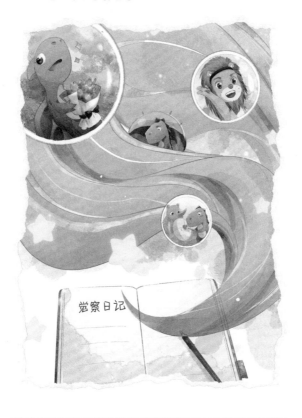

学会自我觉察

"昨天我又哭了，但这次和以前有点不一样，流眼泪的同时，我控制自己留一点儿思绪分析为什么哭。"刚进门我就迫不及待地把昨天发生的事告诉老鹰先生。

"你分析出的原因是什么？"老鹰先生饶有兴趣地推了推眼镜。

"我也说不好，只是觉得，每次脑袋里想着自己不如别人的时候，眼泪就会止不住地流，胸口也堵得慌。"

"嗯，这个自我觉察很棒。流泪、胸口堵这些身体反应是在告诉你，这些事让你不舒服了。"老鹰先生慈祥地笑了，"你还发现了什么？"

"小狮子那么乐观，我却天天唉声叹气，美美龙自信大方，我却总是无法真正学会自信，还有格斗练习，全班只有我的拳头软得像棉花……每次想到这些，'仙人掌'就扎得我心疼。"

"那你打算怎么做呢？"老鹰先生继续追问。

我知道老鹰先生又给了我新的考验。

"或许，我试着转移一下注意力？"我不知道这个回答对不对，继续说，"我不想脑子里每天都充斥着'我为什么这么糟'的想法，我想做一只热爱生活的恐龙，毕竟朋友们都这么支持我。"

"伊莫，你很棒！你能觉察到当你处于拿自己和别人做比较的心理状态时，会出现胸闷、针刺的感觉以及流泪的行为变化，这就叫自我觉察。"

我在老鹰先生脸上第一次看到了惊喜的笑。他继续说："我们把自我觉察的练习，做得再多一些、再深入一些，如何？伊莫，当觉察到自己的心理变化时，记录一下你的真实感受，并尝试分析一下为什么。"

(咨询师说)

负性自动想法，即自动出现一闪而过导致我们产生负面情绪的想法，是我们可以试着对其进行分析的部分，检验它们是否理性、是否值得坚守。这需要我们先觉察出这些负性自动想法都是什么。

R_X　　尝试拒绝

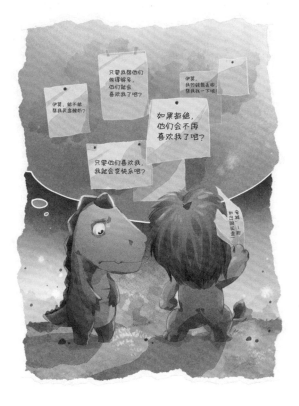

日期： *09.23*

尝试拒绝

网上说，学会拒绝，才能获得真正的快乐。想想自己，好像从来没有拒绝过其他动物的请求。

"伊莫，能不能帮我买盒酸奶？"

"伊莫，我的钱包丢啦，帮我找一下吧！"

"伊莫，一起去打篮球啊！"

如果拒绝，他们就不会再喜欢我了吧？

只要我帮他们做得够多，他们就会喜欢我了吧？

只要他们喜欢我，我就会变快乐吧？

我和小狮子诉说着内心的感受，小狮子叹了口气："伊莫，那你答应所有的请求后，你觉得你开心了吗？"

"我好像开心了一会儿，但几分钟后，我又陷入了泥潭。"

"你不开心的时候会去打篮球吗？""不会。"

"你喜欢打篮球吗？""不喜欢。"

"那我如果要求你陪我打篮球，你也不会拒绝，是吗？""是。"

"所以啊，为了答应别人的要求而勉强自己，做自己不喜欢的事情，怎么会获得快乐呢？！"小狮子朝我喊起来。

我愣愣地站在原地，过去那个不懂得拒绝别人的自己，一一浮现在眼前。我好像有点理解现在难过的自己了。

（咨询师说）

我们有权利拒绝别人，就像别人会由于各种原因拒绝我们一样。用温和坚定的语言，说出真实诚恳的理由，例如"我不喜欢打篮球，所以不去打篮球"，就足矣。

第三部分

尝试改变，探索潜意识

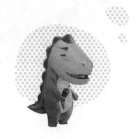

R̽

泡热水澡

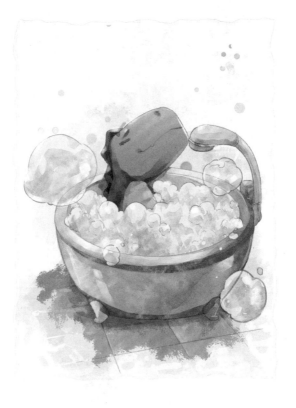

日期: *10.04*

R_X

泡热水澡

我躺在沙发上百无聊赖地看着《恐龙当家》，即便播我最喜欢的那集——《小恐龙赢下生平第一场球赛》，也丝毫没有让我开心起来。

我知道此时"仙人掌"又来了。

小时候和奶奶看电视，我最喜欢趴在她的腿上，握着她暖暖的手，享受着她轻轻拍我后背和脑袋的感觉。而现在屋子里空荡荡的，只剩下我，并且进入秋天后，天气也愈发凉了起来，周围的空气散发出阵阵凉意，我浑身上下冷得发抖。

全身裹上毯子也没有让我暖和一点儿，我该怎么找回和奶奶看电视时的那种温暖呢?

小兔子曾经告诉我，她最喜欢泡澡:"那种身体浸在热水里，慢慢变暖和，每个细胞都逐渐苏醒过来的感觉别提有多棒了!"

试试泡澡吧! 靠自己的力量暖和不起来，那就依靠外界环境给自己取暖。

　　我从沙发上起身走向浴室，放满了热水的浴缸热气腾腾，我把身体慢慢埋进水里。

　　小兔子说得没错！原本冷得行动不便的手和脚，吸收热量之后变得暖暖酥酥的，活动起来方便多了。不一会儿，身上每个毛孔都张开，喝饱了水，烦恼好像也跟着汗水溶入水里消失不见了。

　　（咨询师说）

　　有些事情可以让我们感觉美好愉悦，比如泡热水澡，比如在蓝天白云下奔跑，让我们找机会去做就好。

R~x~ 尝试新爱好

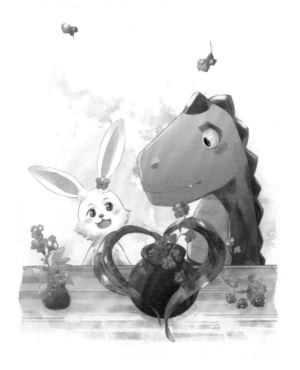

日期: 10.06

Rx

尝试新爱好

　　花园里的百岁兰争相开放，空气里弥漫着花香，蜜蜂们闻味而来。

　　"我们一起去插花呀！"小兔子的笑脸埋在一大束百岁兰里。

　　"什么是插花？"我从来没听说过插花，小兔子激动的神情勾起了我的好奇心。

　　"这是我最近发掘的新爱好，试一试就知道啦！你跟着我做。"小兔子拿起剪刀，咔嚓一声，长长的花枝就被剪掉了一大截。

　　我学着小兔子的样子，把长长的、多余的花枝去掉，重新修剪了切口，留下不同长度的百岁兰。

　　"然后呢？"

　　小兔子抓起一只透明的玻璃瓶，向里面倒入一些水，再把刚才剪好的花插进瓶子里。浸在水里的枝干，立刻被一串串小水珠包围。

　　看着玻璃瓶中交织的粉白色，我突发奇想摘了几朵紫薇，放在了花叶空白处。此时的玻璃瓶里像是放入了一幅画，哪个角度都透着好看。

"伊莫，你插的花色彩真鲜亮。"小兔子每次笑，眼睛就会变成月牙，"你要不要也把插花作为你的新爱好，让平淡的生活多一些色彩？"

(咨询师说)

对新奇事物感兴趣是人的本能。当抑郁让我们对原本感兴趣的东西不再有兴趣时，尝试一些新事情，这是改善情绪的好方法。

R_x 　点香薰

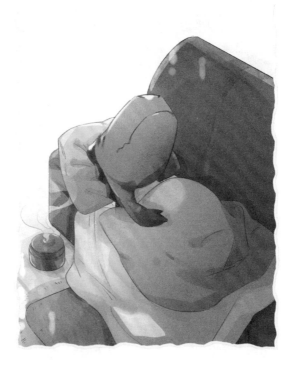

日期: *10.10*

℞

点香薰

　　小狮子送了我一瓶青草味的香薰："听说，这种纯天然的香薰不仅能减轻压力，还能调整心情，小动物们都抢着买呢！"

　　我迫不及待地回家点燃了香薰。

　　火光慢慢熔化了一圈又一圈的蜡烛，青草的芳香从杯口渐渐溢出来，散发到房间的各个角落，充盈了我的鼻腔和胸口。

　　我闭上眼睛悠悠然地躺在沙发上，感觉到一种久违的平静和惬意。青草的气息围绕着我，钻进鼻孔里，我的眼皮重得睁不开，思绪回到了小时候的草原。

　　我抱着新买的酷酷龙玩偶在草地上打滚儿，爸爸妈妈被我逗得哈哈大笑，爷爷在野餐垫上躺着看报纸，奶奶一边收拾着篮子里的餐食，一边提醒我注意安全。

　　我趴在草地上，轻轻咬了一口草地上绿油油的小草，淡淡的甜味在嘴里散开……和我此时鼻腔里的青草香，融为一体。

　　我安静地睡着了。

(咨询师说)

　　气味对于我们的情绪体验具有非常强烈且非理性的本能影响。嗅觉在科学上目前属于研究最不充分的感觉，但这并不妨碍我们利用香水、香薰等嗅觉"美味"调节改善情绪。

Ŗ

设计专属你的睡前仪式

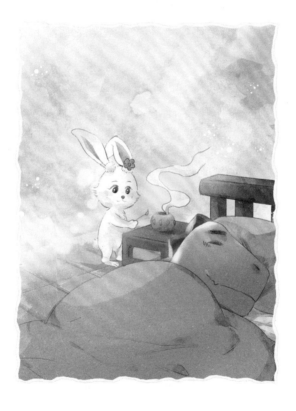

℞ # 设计专属你的睡前仪式

又是几个备受折磨的夜晚，脑海里，盘旋着乱七八糟的东西，充斥着恐惧和不安，好想让它们停下来，可我就是做不到。

小兔子吃了一惊："伊莫，你的脸色怎么这么差？"

"这几个晚上我努力逼自己睡着，可是越着急，越睡不着……"我用手不断地拍打自己的脑袋。

"你是怎么睡的？"

"一边看着电视里的午夜动物剧，一边刷着手机，等着困意来找我。"

"困意不能光靠等啊，我们得自己去创造！想让自己好好睡觉，需要做很多准备。"小兔子跳起来，敲了敲我的脑袋。

"伊莫，我们先关掉电视、手机，然后放一首轻音乐。"看我没太理解为什么要这么做，小兔子又和我解释，"让大脑渐渐平静下来，是安心入睡的前提呀！"

"伊莫，你睡觉的时候，喜欢房间光线亮一些，还是暗一些？"

"关了灯我能更快入睡，但因为害怕，我每次都开着灯睡。"

"我陪着你，不用害怕。我们拉上窗帘，把灯关了，让房间里的光线暗下来，尽可能创造有利于睡眠的环境，好吗？太亮确实不利于褪黑素形成呢！"

"小兔子，你再帮我点上小狮子送我的青草香薰吧。"

"好啊！香薰的味道也有利于睡眠。"小兔子一边关电视，一边帮我拉上窗帘，然后播放舒缓的轻音乐，最后点着了青草香薰。

我钻进被窝，周围很静谧，香薰火苗跳动的声音加上轻缓的音乐声，像极了小时候妈妈哄我入睡的哼唱，瞌睡虫很快就来找我了。

(咨询师说)

良好充足的睡眠对于身体健康和情绪平稳都很重要。

正常人每天晚上的睡眠一般有 4—6 个周期。目前认为，每个周期里的深度睡眠阶段是机体修复、精力恢复的重要阶段，此间免疫系统最为活跃，生长激素的分泌也达到最高点，而深度睡眠在晚上 11 点至清晨才存在。

R_x 卫生大扫除

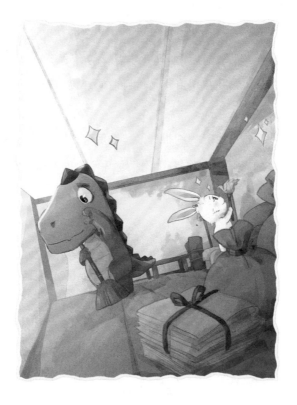

日期: 10.15

℞

卫生大扫除

今天小兔子来家里和我一起做了早餐，我泡了一杯花茶搭配早餐。

我一边吃，一边翻阅着桌边堆放的旧报纸，那则占据头条的恐龙灭绝预言又跳到了我眼前。

我的头嗡的一声。

对啊，我马上就不存在了，要离开小狮子和小兔子，还有其他亲人朋友了。

我的眼泪瞬间无法抑制："小兔子，难过的时候，做什么能让自己好受一些呢？"

小兔子一把抓走了我手里的旧报纸，耳朵一摆，对我说："伊莫，我们来做大扫除吧，整洁的环境会让脑袋更舒适、更清醒。"

她随即拿来两个大垃圾袋，把旧报纸、一些旧书和旧衣服都丢进了垃圾袋，而我负责擦拭桌面上的灰尘。

随着灰尘和旧物被清扫干净，家里开阔了不少，我看着整齐的房间，心里好像也没那么难过了。

　　预言不一定是真的，或许是自己吓唬自己呢！还是开心过好今天比较重要。

(咨询师说)

　　人深受所处环境影响。整洁有序的外部环境会让我们的心理舒爽，尤其亲自进行卫生大扫除，运动的治愈力也能同时起作用，动手逐步清扫外在环境的同时，内在心理也得到了梳理、擦拭。

R_X　　蹦起来

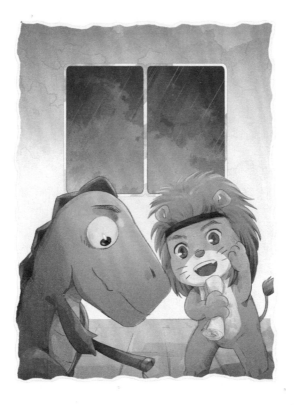

日期: 10.20

Rx

蹦起来

现在的我，逐渐有意识地觉察当下的感受，并逐渐想去抵抗外界环境带给我的情绪影响，如别人的评价、阴霾的天气。

天气愈发寒冷，接连几天的阴雨让温度急剧下降。乌云黑压压地在森林上方聚集，风吹过的声音像是世界末日的号叫，空气里弥漫着尘土混杂雨水的味道，我强迫自己从被窝里爬起来。

我来到沙发上看起《恐龙当家》，希望心情不要受到坏天气的影响。

"伊莫，音乐节被取消了，我在你家等到雨停再回去吧。"原来是没带雨伞的小狮子来我家避雨。

我拉着浑身湿透的小狮子进了家门："快用毯子擦擦，在客厅看会儿电视吧，一会儿你走的时候，也带上我的伞。"

电视里穿插播放着摇滚羊在"音乐森林"舞台上演唱新歌的消息。

小狮子立刻拽着我的手开始挥舞起来："伊莫，户外的音乐节虽然被取消了，但舞动的快乐不能取消呀！"

他把披着的毯子扔到一旁，调到音乐频道，提高电视音量，拉着我一起晃动起来。

风和雨滴的声音被摇滚歌声盖了过去，我也忍不住想随着节奏摆动，但我总觉得自己跳舞的样子一定很丑。"小狮子，我不会跳舞……"

"没关系，我也不会，蹦起来就对了！"小狮子说完就开始奇怪地扭动着，偶尔从毛中甩出的几滴雨水，滴在我的身上，凉凉的。

我被他肆意的舞姿逗乐了。

原来，让身体动起来，全身的细胞也会跟着活动起来，下次遇到坏天气影响情绪时，我就用身体的律动赶走它。

（咨询师说）

身体动起来，既能让我们感觉到活力，运动本身产生的各种物质，如多巴胺、内啡肽等，也能缓解负面情绪。

R_X

相信朋友的爱意

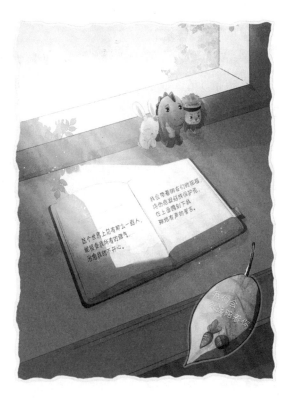

R

相信朋友的爱意

已经四天了，天依然没有放晴，阴沉沉的，森林里、房间里到处都是潮湿的味道。遇到这种天气，我常常连起床的动力都没有，身体好像从里到外都被腐蚀了。

对不起，我今天真的没有力气做任何事情，任何方法都不再起作用。

我讨厌自己此刻的这个样子，讨厌这样反反复复的自己，讨厌每次和朋友们不好好说话的自己。

为什么大家都那么努力地在帮我了，可抑郁来袭的时候，死亡还是甜蜜得像是妈妈的拥抱，一直在召唤我。

既然最后都要走向结束和灭亡，我好想跟小兔子、小狮子说别再管我了，让我离开吧！我真是个骗子，骗他们，也骗自己……

我撕扯着自己，把这些最隐秘的脆弱记录在了日记本里。

　　这是老鹰先生教我的写作疗法，写下当下内心的紧张与惶恐不安。写作并不是安慰剂，而像是黑夜中的一盏灯，可以让我静下来厘清思路。

　　好神奇，心口的郁结居然在慢慢解开。

　　合上本子的时候，从里面掉落出一片树叶，上面歪歪扭扭地写着：

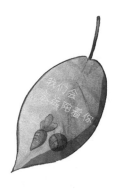

　　落款是胡萝卜和篮球图案。

　　自从小狮子和小兔子知道我生病后，一有空他们就会来陪我。小兔子给我带我爱喝的桫椤汁，小狮子带我到海边训练，教我学会自信。他们帮助我的画面像放电影似的在我的脑海中呈现，我能清楚地看到小兔子月牙般漂亮的眼睛，小狮子那张带着又白又整齐的牙齿的笑脸。

　　于是，我又打开日记本，一字一句地写下了这段话：

这个世界上总有那么一群人，能接受我所有的脾气，治愈我的不开心。我会带着朋友们的祝福，将伤疤凝结成保护壳，在上面镌刻下我掷地有声的誓言。

（咨询师说）

"患难见真情"，在患难中经受住考验的是真朋友。真正的朋友是值得信赖的，他们能给你带来温暖，帮你走出黑暗。请相信朋友，也请相信他们在给予你温暖的同时，也会温暖自己。

R_X   活到下一个春天

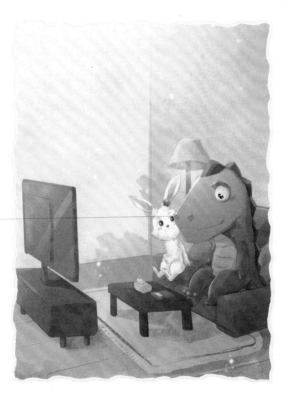

日期：10.22

R_X

活到下一个春天

　　连续的阴雨天气下，雾气环绕着森林里的每一棵树，树洞亮起一盏盏淡黄色的灯。自从听了霸王龙老师的建议，我就爱上了纪录片，一个个鲜活、真实的生命故事，让我感动，并不由得反思。

　　今天趁着雨天出不了门，我就约了小兔子一起，舒舒服服地坐在沙发上看起了《动物世界》。

　　　　池塘里的小蝌蚪四处奔波找妈妈；

　　　　南极的企鹅宝宝们站满了整片冰面，等待着

　　爸爸妈妈的投喂；

　　　　鹿妈妈面对三只猎豹，为了孩子的生存，从

　　容地选择了死亡……

我不禁感慨："他们都在用生命守护生命！"

　　"是啊，还有大熊猫妈妈，当初为了照顾大熊猫宝宝，因久坐而后背发炎、受伤。"小兔子用手托着头。

　　"小兔子，谢谢你和小狮子对我的守护。即使我变得脾气暴躁，经常说错话伤害你们，你们还是守护在我身边。"

"当然了，你是我们最好的朋友！伊莫，我们每个小动物生命都只有一次，所以我们要珍惜具体的人、具体的事。"

咨询师说

2013 年，美国北卡罗来纳大学的弗雷德里克森和加利福尼亚大学洛杉矶分校的科尔从基因层面对快乐感和意义感进行了研究。他们发现，追求人生意义的人，更容易获得对人体有益的基因表达模式，无论他现在快乐与否。相反，生活快乐但几乎不追求人生意义的人，与长期身处逆境者的基因表达模式相似（长期处于逆境、孤独和悲伤的人，身体处于威胁模式，更容易被炎症和病毒感染）。努力活出自己生命的意义，对人的身心有积极长远的影响。

R 找到和自己一样的伙伴

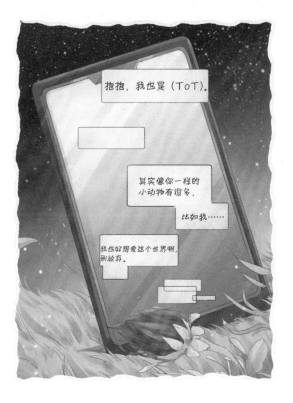

R_x   找到和自己一样的伙伴

我躺在床上，无限自我否定模式又找上门来，脑海中不断重复着之前的问题。

既然要死，那活着还有什么意义呢？

在社交平台发送完这条消息后，我又在泪水中迷迷糊糊地睡着了。

不知道睡了多久，恍惚间感觉到手机一直在振动，我顺着震感打开手机，好多条回复消息弹了出来：

伊莫
既然要死，那活着还有什么意义呢？
10.24 23:00　评论（1346）

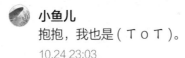

小鱼儿
抱抱，我也是（ΤοΤ）。
10.24 23:03

爱笑的假药
其实像你一样的小动物有很多，比如我……
10.24 23:08

半朵云
我也好想爱这个世界啊，别放弃。
10.24 23:12

我一条条仔细读完，竟然有1346条留言。

跨过去，春天就不远了，永远不要失去发芽的动力，现在这些泪，终将在一个新的春天来临时，成为最好的养料。

最新跳出来的这条留言，居然是抱抱龙留下的，他是我心目中最有勇气的恐龙。十年的抑郁战斗，他最终真的将抑郁打败了。

本以为只有自己得了丧失快乐的绝症，现在才发现并不只有我自己在和抑郁战斗，并肩作战的感觉让我觉得不再孤单，而且抑郁是可以被打败的。

(咨询师说)

"原来不只是我这么辛苦"，仅仅是知道有人跟自己一样艰难，就会有疗愈作用。同类人的支持更是弥足珍贵，因为彼此有相通的悲欢。与此同时，我们还可以通过观察学习，学到他人的康复经验和理性认知。

R_x

一场说走就走的旅行

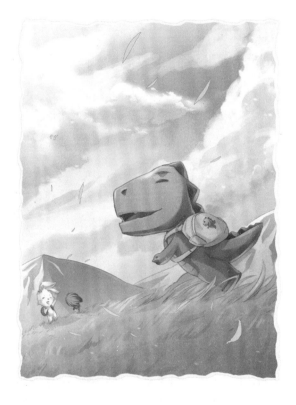

日期: *10.27*

R̞ 一场说走就走的旅行

"近日，动物城西边的枫叶园免费开放，动物们可以结伴前往。"绵羊主持播报着最新的旅游消息。

看到这则新闻，我想到的却是美丽的风景最终都逃不过被火山吞没。

正在吃冰激凌的小狮子看了我一眼，咧开嘴笑道："走？"说完他就跑到厨房开始装食物，没一会儿就塞了一大包。

"叫上小兔子，咱们一起出发！"小狮子背上巨大的双肩包，背包一角还露出了一袋肉干。

"现在？出发？"我被小狮子的速度惊得目瞪口呆，觉得他是在开玩笑。

"当然啦！说走就走的旅行最难忘。"小狮子抓着我的胳膊冲出了门。

就这样，我莫名其妙地踏上了去西边的旅程……

一路上，我们和凉爽的秋风频频撞得满怀，阳光明媚，风景秀丽，我的心情也跟着明朗起来。

来到目的地后，我被眼前的美景深深震撼了，茂盛的草地，流向远方且宽阔的大河，让我有一种天大地大，所有事都不是事的畅快感。

　　深呼吸一口空气，都是自由的味道！我跟随着小兔子、小狮子一起奔跑起来。

咨询师说

　　生活有时无须按部就班。一场说走就走的旅行，既有暂时随心所欲的酣畅淋漓，又有不经意间扑面而来的各种新鲜感，身心也得到适时的活动，这些都具有治愈作用。

R̥

看一场日出

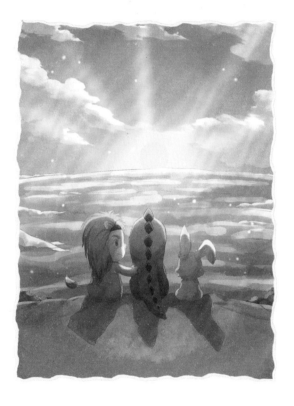

日期: *10.28*

℞

看一场日出

今天是旅行的最后一天，天还没亮，我和小狮子、小兔子就爬到了山顶等待日出。

"五，四，三，二，一！"小狮子掐准了日出的时间，开始倒计时。太阳缓缓升起，橙红色的光晕包裹着云朵从东边慢慢明亮起来。

"好美啊，好喜欢这样的云。"我靠在身后的石头上，内心也亮起了温暖的光。

"伊莫，好久都没有看到你这么舒畅的样子了。"小兔子看着我，眼里泛起了泪光。

我愣住了，泪水开始打转："对不起，一直以来都是你们在照顾我的情绪，可我完全顾不上你们……"

小狮子凑过来搭着我的肩："我们还是不是一辈子的好朋友了？既然是，彼此又怎么会计较这些。"

小兔子也跳过来挽着我的手，忍着自己的眼泪替我擦掉了泪水。

小兔子和小狮子对我的爱，就像救命药，我将他们的手攥得更紧了。我们依偎在一起，看着太阳渐渐升起，直到天边的最后一抹阴影消失不见。

（咨询师说）

　　跟朋友看一场日出吧！既能感受到日出带来的温暖光亮，又能从中感受到朋友带给我们的温暖光亮，这对治愈我们的身心非常有帮助。

℞
　　撕掉"坏标签"

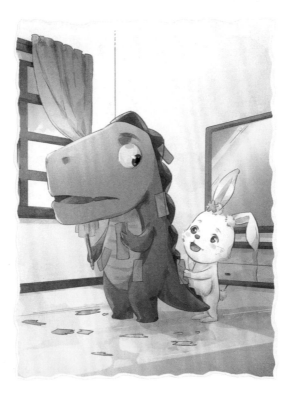

℞

撕掉"坏标签"

"我觉得自己好没用，乐观比不上小狮子，自信比不上美美龙，胆子也小。"

我跟小兔子讲起这些，小兔子皱了皱眉头，不停摇头："把它们写下来吧，总比憋在心里好。"说完，她从抽屉里拿出灰色的便签递给我。

我在纸上重重地写出那些词：

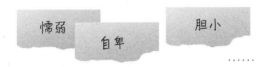

而小兔子此时拿着红色便签，一笔一画字迹工整地在纸上写下：

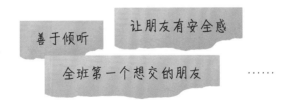

　　写完她把便签都贴在我身上，然后很严肃地对我说："伊莫，灰色便签上是你给自己的坏标签，但那不是真的你，红色便签上写的才是你，我们把这些坏标签撕掉吧！"

　　她动作夸张且麻利地拿起灰色便签，将它们撕成很小的碎片，然后使劲扔进了垃圾桶里。

　　看着一个个写有负面词语的便签被撕得粉碎，我原本沉重的身体好像也一下子轻松了许多。今天是和坏标签说再见的一天。

　　(咨询师说)

　　　　我们每个人都在多个人格特质上有不同的赋值，有的特质好些，有的特质没有那么好。我们每一个人都是独一无二的珍贵个体，抑郁让我们更容易看到自己不好的特质，我们需要有意识地多看到自己好的特质。

R_X　　冥想

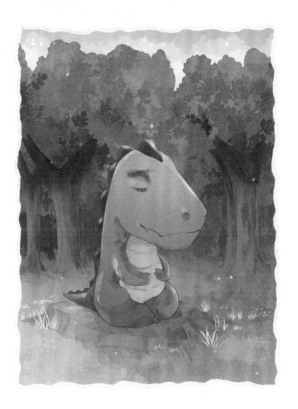

日期: *11.02*

R_X

冥想

　　抱抱龙说，他每天早上都会做十分钟冥想，让大脑放空一会儿，这有助于去除杂念，提升专注力。

　　我想趁今天精神还不错，试一试。

　　我在森林里找了一个安静的地方坐下，打开音乐，闭上眼睛。

　　"想象自己来到海边，把注意力放在呼吸上，吸气——呼气——吸气——呼气——"我跟着音乐声，想象自己躺在海边的沙滩上，听着海浪的声音，感受着海风的吹拂，让呼吸伴随着海浪的节奏，一起一伏。

　　我把注意力放在呼吸上的时候，周围的声音逐渐消失了，但脑海里不断有念头冒出来：

　　　　我没用，我不配，我太脆弱了……
　　　　小兔子说："伊莫，你是我见过的最善良的恐龙，我们会一直陪着你。"
　　　　……

　　对于这些杂念，不管是好的还是坏的，我都不予理会，只是继续保持均匀的呼吸。

奇怪的是，周围的声音又清晰起来：百灵鸟从头顶飞过，留下一串悦耳的歌唱声；风从对面的山头吹过来，轻轻抚摸我的脸；阳光洒在树叶上，我好像连树木长高的咯吱声都听得一清二楚。

我睁开眼睛，居然已经过去了十五分钟。嗯，这是我和"仙人掌"和平共处的十五分钟。

(咨询师说)

冥想是可以帮助我们活在当下的有效途径。从个体相对比较容易把握的呼吸开始，练习专注当下。随着时间积累，活在当下的益处就会得到强化，我们慢慢就习得了"活在当下"，切实享受到生活的种种美好。从而，"不畏过往，不惧将来"。

R̽

吃点辣的!

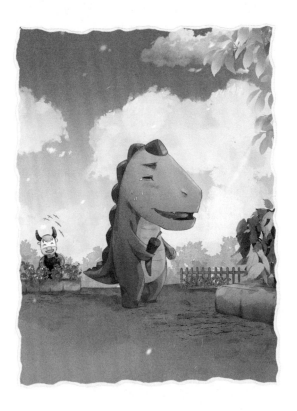

日期:*11.04*

℞

吃点辣的！

　　这几天，小兔子和小狮子都外出了，小狮子去参加森林大会的年终篮球总决赛训练，小兔子跟随父母去登山旅游，现在只剩我自己孤零零地在家待着。

　　那种对生活的倦怠感和苦闷感又冒了出来，从脚底传遍全身。

　　我不想被坏情绪困住，决定独自出门走走。

　　路过菜园的时候，牛先生笑着问："伊莫，来点辣椒吗？"

　　我摇了摇头："不了，不了，妈妈说吃辣椒会让恐龙脾气变坏的！"

　　"哈哈，那是妈妈的一个小谎言。动物小的时候都吃不了辣椒。"牛先生笑了笑，"不过你现在已经长大了，吃辣椒不仅不会让你脾气变坏，还能给你补充维生素，让你变快乐呢！"

　　他摘下两根辣椒扔给我，我半信半疑地咬了一口："嘶——好辣！"但是，好爽！生活多了一点点刺激。

（咨询师说）

酸甜苦咸，人间百味。很多人以为辣也是一种味觉，但其实不是，辣是一种痛觉。辣椒素属于致痛物质，能引起口腔黏膜的灼烧、刺痛感，同时引起情绪体验、自主神经反应以及防御反应等。多吃点辣，可以改善低迷的抑郁状态。

R_x

领养一只小动物

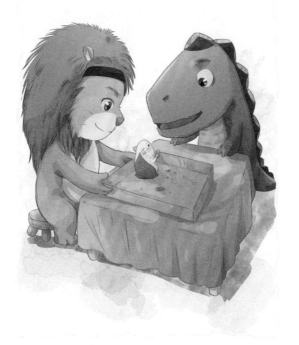

R̲ₓ

领养一只小动物

　　一大早，小狮子抱着一个盒子，风一般地闪进屋里。

　　"伊莫，我有事要你帮忙！"

　　"这是什么？什么事？"我凑近盒子，想知道小狮子在搞什么鬼，"小仓鼠？！"

　　"嗯，仓鼠妈妈离家出走，留下了他，犀牛村长让邻居们想想办法呢！"小狮子捧着小仓鼠站在我面前。

　　　　原来你没有了妈妈，也是孤零零的。

　　我趴在桌子上，看见小仓鼠口中塞满坚果，腮帮子鼓鼓的，短短的小手时不时地整理一下自己的绒毛，可爱又可怜。

　　"小狮子快看，他对着我们笑了，希望小仓鼠尽快找到一个自己的新家！"有那么一瞬间，我觉得自己和小仓鼠同病相怜。

　　"伊莫，我可是磨了犀牛村长一下午，他才相信我不会把这个小家伙吃掉的！但村长说，一定要在食草动物的全程监管下，我才能照顾他。"小狮子撇了一下嘴，

"所以，小仓鼠就要拜托给你了，好兄弟！"

"啊！给我？我连自己都照顾不好。"我怎么也没想到最后是要寄养在我这里。

"我会和你一起照顾他呀，别怕！"小狮子见我推脱，拍着胸脯保证会和我一起照顾小仓鼠。

虽然有点犹豫，但看着他孤零零的样子，我实在不忍心拒绝。

我决定和小狮子一起把小仓鼠养大。

(咨询师说)

　　人本主义心理学创始人马斯洛提出的需求层次理论，指出人有自下往上呈金字塔排列的层级需要，分别是生理需要、安全需要、归属和爱的需要、尊重的需要、自我实现的需要。这些需要都希望被看到并得到不同程度的满足。养宠物，可以满足一部分安全、归属和爱、尊重等需要，对我们有很好的疗愈作用。

R$_x$ 读书解惑

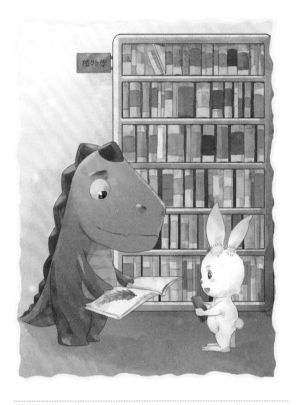

日期: 11.19

℞

读书解惑

　　进入十一月后，天气冷了好多，森林里的花基本都凋谢了，树枝也变得光秃秃的，动物们开始储备过冬的食物。

　　我和小兔子在落叶飘零的森林里看了一上午书。

　　也许有一天，我也会变成一片落叶。

　　我捡起一片树叶，夹在了正在翻看的书里。小兔子歪头看着我："这是什么树叶？"

　　"之前见过，但现在想不起来叫什么名字了。"

　　"要不，我们去森林图书馆里查查吧！"

　　图书馆里关于植物的书摆了整整三排，我和小兔子顺着书架开始分类翻找。

　　"它叫水杉，和恐龙家族生活在一个年代！"我像发现新大陆一样兴奋，迫不及待地喊小兔子，给她读了起来：

　　水杉的祖先最先是在北极圈附近诞生，后来

地球多次经历冰期，水杉也濒临灭绝。但水杉也在一点点进化，现在它们已经能够适应外界环境的变化。动物森林气候温暖，已经成为它们继续生存的场所。

原来水杉和恐龙一样，世代经历了各种坎坷和困难，但每次看似面临毁灭，其实都是一次转变的机会。我继续一页一页翻过，内心愈发平静下来。

生活中会遇到各种各样的困惑，在书里我们或许能找到最终的答案。

咨询师说

书里有很多知识，也有很多不同认知模式的表述。阅读经典好书，可以积累理性思维素材，变通自己习惯化的认知模式，增加理性信念的比例。

R_x 探索潜意识

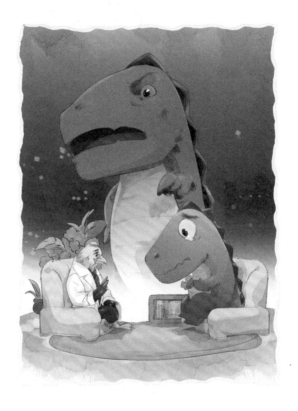

日期: 12.04

R

探索潜意识

最开始进行心理咨询时，常常以老鹰先生的引导为主，然后引导出一个咨询议题，但是在最近的咨询里，我似乎在变得主动，成为主导，主动分享自己最近的心理感受、学习和自我觉察情况。如果给自己打分的话，我现在应该可以给自己的情绪打六分了。

我首先打破了沉默："抑郁是我自己的原因吗？"

"为什么这么问？"

"堂哥告诉我，就是因为我唯唯诺诺才得抑郁症的，我对不起爸爸妈妈。"想到这里，我又忍不住开始落泪。

老鹰先生默默看着我，用他沉稳的声音缓缓说道："抑郁可能只是一个信号，它在告诉你，过去的某些经历需要被追溯并重建。"

"伊莫，我们之前感知了自己的情绪，看到了行为变化，如果我们把心理比作冰山，这些其实都是属于海面以上的部分，叫意识，今天，我们来探索海面以下的部分，也就是潜意识，可以吗？"

老鹰先生扶了扶眼镜继续说："我们现在把眼睛闭上，

想象自己正躺在舒服的沙滩上。现在抑郁的感觉和你过去的哪种经历类似呢？"

"这种感觉很憋屈，就像小时候学游泳，我被水呛到想哭，但堵满水的嗓子既喊不出声，也哭不出来，我已经很难受了，但爸爸却好像完全没看到，还责备我连憋气都学不会。"

"被爸爸批评的感觉，再描述细致一些。"老鹰先生的话让我陷入了痛苦的回忆。

"委屈，想哭，有那么一刻很想辩解，可想想还是算了……"

"为什么算了？"老鹰先生追问我。

"我不想和他说话，他只会觉得我是废物，从来都不肯定我，还经常在我表现不好的时候发怒。"

"父亲这种挑剔和不断指责的行为，在儿时的生活中潜移默化地影响了你，让你长大后也具有了这种'挑剔状态'。"老鹰先生继续问我，"那你觉得你和父亲的区别在哪里？"

"爸爸是在批评别人，而我是在不断地批判自己，甚至做出伤害自己的行为。我不想一直这样下去。"鼻子里不断冒出的热气让我很不舒服，我不敢睁开眼睛，可眼泪还是不争气地从眼角滑了下来。

"伊莫，你想摆脱现在的状态，快乐生活，证明你是爱自己的，而爸爸其实也是爱你的。但每个人表达爱的方式千差万别，我们可以质疑爱的方式，但是要相信爱的存在。"

我睁开眼看着老鹰先生，还是不知道该说什么。

老鹰先生见我久久没有开口，最后给我布置了一项任务："伊莫，我们今天留一个作业如何？当你内心产生情绪波动，如憋屈、愤怒、紧张等时，我们来记录一下，都是哪些事情引起的。下次，我们一起看。"

"回去路上小心，照顾好自己。"

(咨询师说)

　　潜意识是指人格结构的深层部分，包括不曾在意识中出现的，以及曾是意识但已受压抑的心理活动。潜意识潜藏于意识之下，不为我们所知，属于非理性的部分，但它却对人如何认知、体验这个世界非常重要。探索潜意识，在不为己知的模式中增加理性比例，可以更好地与自己、与世界和解。

R_x

吃点蓝莓

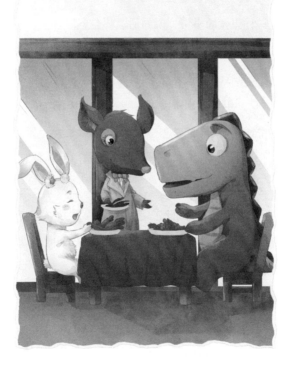

R

吃点蓝莓

这段时间我总是集中不了注意力，想写点什么、画点什么，却耐不住性子。因为失眠，记忆力也变得好差，甚至上一秒想做的事情、说的话，都会忘记。

我闷在房间里，心像是被塑料膜包裹起来，又闷又沉，提不起劲。

"伊莫，伊莫！别待着了，我带你去吃好吃的！"小兔子兴奋地在门口喊我。

我们穿过森林大道，来到素食餐厅门口，这是一家开了十几年的餐厅了。

"店里今天更新了菜谱，上新了蓝莓沙拉，还有可口的香蕉、菠菜、海带……要不要尝尝啊？"梅花鹿店长抖动着鹿角向我们推荐。

我们从来没有吃过蓝莓，听着介绍，小兔子的眼睛泛起了光，看来她很期待。

"蓝莓含有丰富的花青素，可以改善记忆力呢！"说着，店长把一小盘蓝莓推到我们面前。

"就是这个！"小兔子指着蓝莓对我笑了起来。

我捏了一粒放进嘴里，是酸酸甜甜的口感，真好吃！

"梅花鹿店长，刚刚你报菜名的时候，眼睛都没眨一下，好厉害，你一定吃了很多蓝莓，记忆力才这么好吧？"

"哈哈，除了蓝莓，橘子、花生、干果……都可以改善记忆力，我们也有记忆大王套餐哟！"

"除了蓝莓，再给我来一份记忆大王套餐！"一直没说话的我，突然开口了。我也想像梅花鹿店长一样。

（咨询师说）

抑郁会使人类的海马体缩小，而海马体是人类记忆功能的重要相关神经结构，所以，抑郁会导致记忆等认知功能损伤。蓝莓、核桃等可以提供促进记忆功能恢复的物质，所以多吃点，"吃"掉抑郁的部分症状。

第四部分

我好像变了

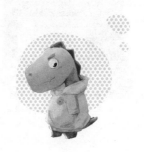

R_X

收集爱的宝藏

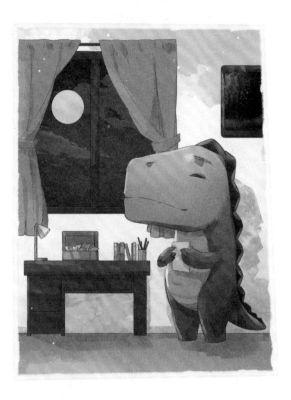

R~x~

收集爱的宝藏

夜晚降临，眼前总是浮现恐怖景象。我越想忘记，画面就越清晰，窒息和绝望感也就越强烈。

我知道，"仙人掌"又来缠着我了，经过这么久的相处，其实我已经慢慢习惯了它，不再怕它。虽然它来的时候我还是会不舒服，但是这种不舒服仅仅是藏在内心的一个小角落里，不会占据我整个内心，我不再被它牵着鼻子走了。

我起身喝了几口水，缓解一下情绪，眼角余光瞥到桌子下面有一张从没见过的卡片。我捡起卡片，上面写着：

> 伊莫，快乐不会从天上掉下来，但你可以主动发现它，妈妈希望你永远都有这样的能力。

泪水一下子模糊了我的视线。

这是什么时候的卡片？是妈妈特地写给我的吗？我攥紧卡片，把它贴在胸口上。

我小心翼翼地打开藏宝盒，相册、脱口秀门票、小

兔子和小狮子送我的心里话树叶……把盒子装得满满
当当。

　　我把这张卡片也放进了盒子里，藏宝盒里的爱又多
了一分。

（咨询师说）

　　抑郁会让个体戴上"蓝色眼镜"看待世界，
但随着一饭一蔬、一言一行的慢慢滋养和调适，
"蓝色眼镜"度数会逐渐降低。有意识地发现生
活中的温暖，能有效对抗和纠正抑郁的非理性认
知，慢慢养成习惯化的非抑郁认知模式。

R_x

为好朋友做一件事

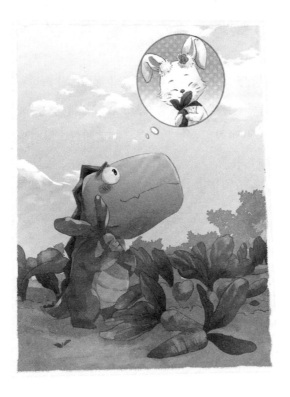

日期: *12.08*

℞　　　为好朋友做一件事

小兔子报名参加短跑比赛，最近变得很忙。她每天练习到很晚才回家，毛都湿漉漉的，我很心疼，希望能帮她做点什么。

"小兔子，你这样好累，我能为你做些什么呢？"

"训练本身就是孤独又艰苦的，我扛得住，就是每天练完后，肚子好饿啊！"小兔子喘着粗气，眼睛依然笑得像月牙一样。

"身体已经很累了，不能再让肚子跟着受苦，以后每天中午我给你送新鲜的胡萝卜补充能量吧！"

"好啊好啊，谢谢你，伊莫！"

我跑到牛先生的菜园，跟他约定好每天买一根新鲜的胡萝卜。想着小兔子抱着胡萝卜狼吞虎咽的样子，我就非常开心，比自己享受一顿美食还要开心。

（咨询师说）

为好朋友或陌生人做一件事，可以满足并强化之前提到的安全、归属和爱、尊重以及自我实现等需要，是让自己快乐并成长的好办法。

R_X

找到情绪开关

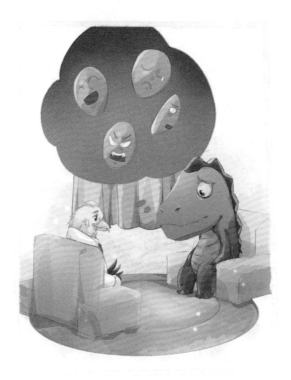

R_x

找到情绪开关

　　我坐在老鹰先生面前，垂头丧气地说："昨天小翼龙拿了期末格斗大赛的初赛冠军，其他恐龙的进步也很大，只有我还在原地踏步，总是这么糟糕……"

　　"身边的恐龙都很优秀，和他们比，你觉得自己总是不如他们，对吗？"老鹰先生看准了我的心思。

　　"是啊……他们总是在向前走，只有我……"我现在其实有点暴躁了，只是在压抑。

　　"还记得上次的作业吗？"老鹰先生看着我问。

　　"记得，才一个星期而已，我已经记满三页纸了。我昨晚看了这些天的记录，这些事对我的情绪波动的影响尤其明显。"

　　　在格斗学院没练好，我会恨自己，怎么这么笨；

　　　堂哥给我打电话，又劈头盖脸说了我一通，说我不懂得珍惜现在的生活；

　　　梦到被爸爸批评，我很委屈，甚至有点愤怒，但无力反驳，只好自己生闷气……

"伊莫，每个人都有自己的情绪开关，就藏在那些能够让你产生情绪波动的事件中，你发现自己的情绪开关了吗？"老鹰先生微笑地看着我，好像发现了新大陆似的。

"嗯……好像每次别人说我不好，对我表示不认同的时候，我就难受得不行，特别是被爸爸批评的时候。"

"伊莫，你的心里有一套完美形象的标准，一旦某件事或某个行为没有达到标准，就会给你带来自己被全盘否定的感觉，随后情绪也跟着受到影响。无论是他人的否定，还是你自己的否定，都是你的情绪开关。爸爸对你来说，是很重要的人，所以他对你的影响更大。"

"是我太自私敏感了吗？不允许别人批判我？"我迫不及待地问老鹰先生，希望找到问题的答案。

"伊莫，这要问你自己了。这次的练习，我们把记录引起情绪波动的事件，修改为分析为什么他人或者自己的否定能够打开情绪开关，好吗？"老鹰先生又回归了平静。

（咨询师说）

　　每个人引爆自己情绪的"开关"不一样。所谓情绪开关，可以理解为自己从小到大，特别没有被充分满足的部分，以至于这部分需求总时不时在脑中浮现，想要被看到并得到满足。慢慢找到自己的情绪开关，可以逐步学会合理满足自己需求的认知行为模式。

R~x~

换个角度看问题

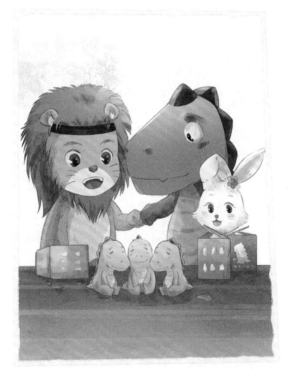

℞

换个角度看问题

　　动物森林开始流行盲盒，我也兴致勃勃地买了三个，却抽出一模一样的抱抱龙，抽盲盒的惊喜感瞬间消失了。

　　我知道自己一直都不幸运，但不幸的事真的发生了，还是会忍不住生气，难道真要这样一直被生活任意针对吗？

　　咦？三个一样的……那就送给小兔子和小狮子，这样我们就可以人手一个啦！转念一想，坏事突然变成了好事。

　　我试着在微信群里分享了这个消息。

伊莫，你是不是早知道我就差抱抱龙就集齐整组恐龙侠了？你简直是我的神！！！

呀！这只抱抱龙好可爱啊，我要把它摆在书桌最显眼的位置。

　　小狮子一连打了三个感叹号，隔着屏幕我都感受到了他的激动，小兔子也很喜欢这个礼物。

"嘿嘿，我终于给他们带来了快乐。"换作以前，我一定会一直抱怨抽到三个一样的盲盒。

这次我没有做抱怨恐龙，而是成功地把一份不开心变成了三份快乐。

咨询师说

同一件事，用不同的视角去解读，便会产生不同的结果。学着丰富自己看待事情的视角，并增强自己应情应景转换视角的弹性，这样我们就可以慢慢拥有取悦自己的理性认知模式。

℞   **淋一场痛快的雨雪**

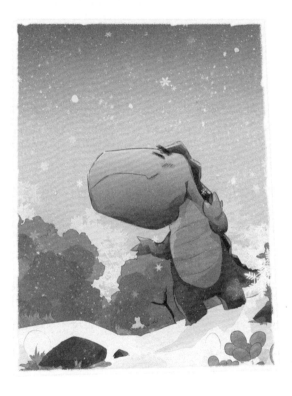

日期: *12.13*

R_x

淋一场痛快的雨雪

从格斗教室回家的路上突然下起了大雪，混着雨水，空气很闷，我的心情也很沉闷。

阴暗的天空像极了电影里世界末日到来的样子，偏偏我还没有带伞。

"一训练完就变天，回家又要洗尾巴，烦死了！！"我走在路上自言自语。

雪越下越大，雨也跟着越来越密，离家的路不算太长，所以我也并没有着急赶路。

淋就淋吧！我看你能把我怎么样！

雨雪肆意地拍打在我的身上、脸上，我慢慢放松攥紧的拳头，身上渐渐感觉一阵冰凉，水滴溅到嘴里有点淡淡的甜味。我抬头看看天空，成千上万的雪花、雨滴穿过高耸的树枝扑向我，落在身上，冲掉了训练时被同伴踢在身上的脚印。

雪花从天而降，再落到地上消失不见，烦恼似乎也跟着埋进土里，消失得无影无踪。

　　我放慢脚步，发现四周静悄悄的，只剩下我和漫天的雪。我踮着脚，幻想自己变成了影片《雨中曲》中的主人公，自由自在。

咨询师说

　　对晴朗的天气和明媚的阳光的喜爱，是刻在人类基因里的偏好，所以雨雪天气经常让人心情低沉。虽然我们不能掌控天气，但是我们可以把握对待天气的心态。活在当下，偶尔恣意感受一下雨雪的清凉和洗礼，也是非常难得的乐趣。

R_x

用巧克力赶走眼泪

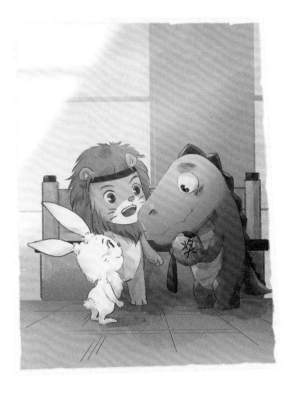

日期: 12.14

℞

用巧克力赶走眼泪

今天是格斗大赛的复赛，我在第二轮就被淘汰了。

小狮子和小兔子围着我："没关系，伊莫！你能报名参赛，而且进入复赛就已经很了不起了，我可是连参赛资格都没争取到呢！"小兔子一边递给我毛巾，一边安慰我。

"小兔子，我真是一点儿长进都没有。你看别的恐龙，都可以打进决赛。"我的眼泪又溢出来了。

"你别这么说，参赛的有一百多号肉食动物，打到第二轮进决赛的，也就只有前二十名！"小狮子拍了拍我的肩膀。

"可我真的太差劲了……"我忍不住大哭。

小兔子看了小狮子一眼，小狮子转身从包里掏出一块金牌。

"伊莫快看！我们可不管你是不是真的取得了格斗赛冠军，你在我们心里就是冠军！"

我擦了擦眼泪，想去拿那块金牌，结果爪子轻轻一捏，"金牌"的包装脱落，露出了一块巧克力。

"冠军的奖牌不能吃，可是这块可甜了！这是伊莫专属，别人都没有！"小狮子大大咧咧地炫耀。

"吃吧，伊莫！巧克力甜甜的味道专治你的苦！"小兔子摆起了耳朵。

"金牌"在我嘴里化开，我尝到了朋友送给我的甜。

（咨询师说）

黑巧克力对人的疗愈作用在很多资料里都有记载，请找机会享用它。

R_x

学会先倾听

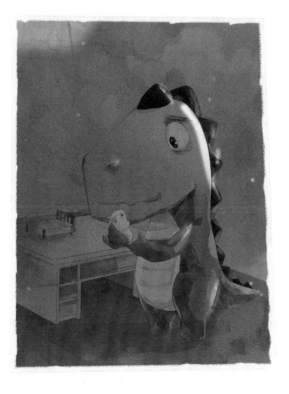

日期: *12.15*

R_x

学会先倾听

小仓鼠尿床啦！

小仓鼠哭了！

小仓鼠从小床上摔下来了！

我瘫在沙发上，心里有点烦躁。

　　为什么小仓鼠总是尿床？

　　为什么小仓鼠总是哭？

　　为什么小仓鼠不能乖乖地待着？

我气呼呼地翻开手机就给小狮子打了过去："你什么时候把他接回去？他天天总是哭、尿床……"

"这就是小孩子的天性啊，他不会用语言来表达，只能用行为告诉你他的需求。"小狮子听完我一通抱怨后，没安慰反而笑着说，"你小时候不也是这样嘛！怎么现在用你爸爸对待你的方法，对待起小仓鼠来了？"

我的脑袋瞬间涨涨的，回想着刚刚训斥小仓鼠的画面，真的和小时候爸爸训我一模一样：在房间不停踱步，嘴里念着隔壁恐龙如何如何好，我如何如何比不上。

我偷偷把门拉开一个缝，看见小仓鼠缩成一团，眉头皱得紧紧的。我蹑手蹑脚走过去，把他捧在手上。

"对不起，小家伙，我不该把我经历过的痛苦又让你经历一遍，下次我一定先倾听你的需要。"

咨询师说

愿意倾听，饱含着愿意看到真相的心意和相信对方的需求值得被看到的善意，并有着认为事情可以通过对话进行协商并有效解决的理性。这是一种非常可贵的能力，也是我们需要学习并不断提高的能力。

Rx 　拼拼图

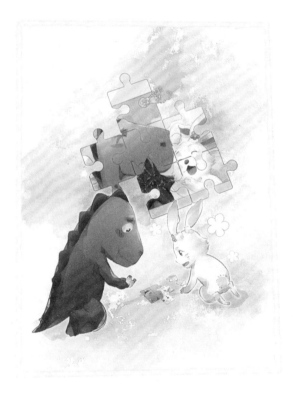

日期: 12.16

℞

拼拼图

"伊莫！我带了拼图，快开门！"小兔子又带好玩的来我家了，我从床上跳下来给她开门，我们把拼图散开，摆在了客厅的地毯上。

"哇，足足有一千张呢，我们要从哪里开始呢？"我看着一地的拼图碎片犯起了难。

"管他呢，先开始就对了！"小兔子拿起一块拼图放在她手边的空地上。

不管从哪里开始，最重要的是先开始呀！我也拿起一块碎片，试图寻找属于它的位置。

"小兔子，我们先从四个角开始拼好像容易一些。"拼了几块之后我找到了简单方法。

"对呀，伊莫你好聪明啊，那我们就从边角开始吧！"

我和小兔子你一块、我一块地拼着，不知不觉，时间过去了两个小时，而拼图也由杂乱无章逐渐变得轮廓清晰起来。

"咦！这不是我们上次去海边，发现海星时拍的照片吗？"

"你发现啦！哈哈！这是我为感谢你在短跑比赛时给我送胡萝卜，特意准备的礼物。"小兔子总能找到理由，想方设法让我开心。

我们拼完后，我把它挂在了床尾的墙上，以后早晨一睁眼，我就能看见小兔子开心的笑脸。

(咨询师说)

拼拼图，可以将无序变为有序，同时动手做事情可以帮助自己专注于当下，这都能让情绪慢慢变得平稳安定。

R_X

买新衣服

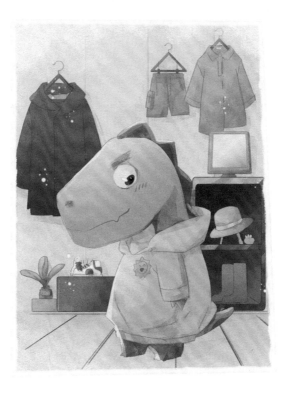

R̲x̲

买新衣服

自从被"仙人掌"缠上，我的胃口就时好时坏，有时候什么都吃不下，有时候又忍不住暴饮暴食，半年多来，整个身体胖了一大圈。

虽然小兔子经常安慰我，恐龙不完美很正常，但原来的衣服变得又短又小，现在连肚子都盖不住的样子，还是在一遍遍地提醒我：我又胖又丑。

我悄悄把身体背过去，不想让小兔子看见我的肚腩。

"超市在打折，我们一起去买件合身的衣服吧！"小兔子看出了我的情绪，提议道。

刚进超市门，小兔子就看中了一件卫衣："这件好显瘦，麻烦拿一件恐龙码！"

"还有这个，这个，伊莫你都去试试，搭配起来一定很酷！"

小兔子忙前忙后，而我成了一个行走的衣架，不停地被她塞进试衣间。试了足足十几件衣服，小兔子问："伊莫，你最喜欢哪件？"

"那件米黄色的吧，带帽子的卫衣，我觉得还挺显瘦的。"

"看来我们眼光一样好啊，那件最衬你的肤色。"
小兔子迫不及待地拿了卫衣递给我，"买单，直接穿
走吧！"

穿上合身的新衣服，再也不用露肚皮，我就是一只
新恐龙啦！

咨询师说

抑郁会导致躯体生理方面的变化，比如食欲
过低或过高，从而导致体重明显下降或增加。随
着抑郁状态的好转，这些都会得到改善。合体好
看的衣服，可以帮助我们理性看待自己。我们，
包括外在形象，其实没有那么糟糕。选择适合自
己的衣服，也是需要学习锻炼的能力。

R𝑥　　用跑步赶走噩梦

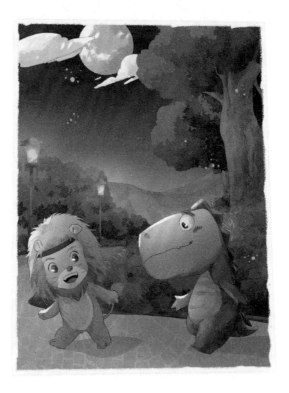

日期：*12.19*

Rx

用跑步赶走噩梦

躺在床上翻来覆去睡不着，想着再胖下去又要买新衣服了，于是我决定爬起来到公园散散步。

"伊莫，你也来夜跑啊！"一道金光出现在我面前，晃得我一阵目眩，这么耀眼，一定是小狮子没错了。

"我只是睡不——"话还没说完，风一样的小狮子拉起我就跑。

我感觉到风在耳边呼呼地吹着："小狮子，你跑得实在太快了，我跟不上！"

"好吧，那我们改慢跑，正好促进大脑分泌抑制兴奋的物质，我保证今晚是你这么久以来睡得最好的一晚。"说完小狮子放慢了步伐。

"你早上不运动了吗？怎么改夜跑了？"

"嘿，你知道晨跑和夜跑的区别是什么吗？"小狮子一脸坏笑，"看你想吃早餐还是夜宵，哈哈哈！"

小狮子还是那么幽默，我们继续一圈又一圈地跑着。

回到家后，我觉得好累，洗过澡便倒头睡着了。真像小狮子说的，这是我大半年以来睡得最好的一晚，整个晚上都没有做噩梦。

(咨询师说)

选择适合自己的运动，循序渐进，规律坚持，这对增强体能并改善情绪，甚至提升认知能力有很大帮助，这已被很多研究所证实。跑步就是这样一种有益身心的运动，跑起来！

R_x
读哲学书

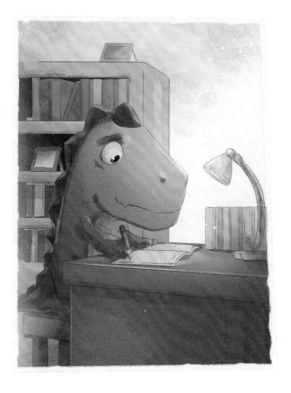

日期: *12.21*

R~x~

读哲学书

老鹰先生说他也会迷茫，每当这时候他就看哲学论著，以获得精神力量。

书架上放了爸爸留下来的很多哲学书，我也想学着老鹰先生，和书里的哲学家进行思想对话。

我选了一本尼采先生的著作《悲剧的诞生》，最开始是被书名吸引，没想着书会多好看。但当看到书里"人对人生的理解有多深，对痛苦的理解就有多深"这句话时，我就有点理解老鹰先生说的精神力量是怎么回事了。

我把今天看到的哲学句子都抄在了日记本上，虽然并不能完全理解，但总觉得应该常常读一读这些句子。

12 月 21 日，晴，读《悲剧的诞生》等哲学书。

痛苦来临时，不要总问："为什么偏偏是我？"因为快乐降临时，你可没问过这个问题。

我们死后就能抵达星辰之上，而离开人世不过就是踏上了走向星辰之路。

每一个不曾起舞的日子，都是对生命的辜负。

咨询师说

　　哲学书可以帮助我们提升思维品质，并获取有价值的思维素材，这些都可以真正帮助我们思索并践行人生意义，对心理和生理的益处历久弥新。

R_x

去游乐园

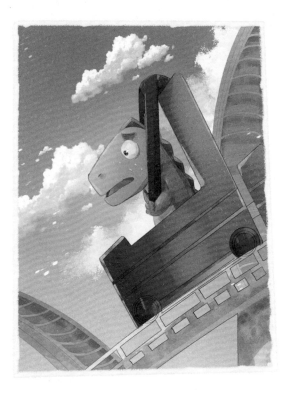

Ｒ_ｘ

去游乐园

动物城新开了一家超大的游乐园，森林里挂满了它的广告。

"元旦假期，我们去游乐园坐动物世界最大的恐龙过山车吧！"小狮子眼睛直放光。

"好啊，我还从来没玩过过山车呢！"小兔子的耳朵都竖了起来。

"我有点不敢……下次再去吧？"虽然我也是差点跳崖的恐龙，但还是很恐高。

"美美龙作为游乐园代言人，出过一期视频日志，她还亲自体验了过山车呢！"小兔子神神秘秘地凑到我耳边说，"你不想跟她一样，去试试吗？"

"是吗？好，我去试一下！"为了支持美美龙，我决定明天豁出去了。

过山车还没启动，我的心就已经咚咚咚跳得飞快。我瞄了一眼高耸入云的轨道，就不敢再继续看了，把眼睛闭得紧紧的。

过山车哐哐哐开动的声音响起来，随着车子的移动，

我的心一会儿提到嗓子眼儿，一会儿落到肚子里，汗水
从额头流到了眼角。

　　"伊莫，是不是很刺激？你居然坚持下来了，都没听
到你的尖叫声，太酷了！"小狮子拍着我的肩膀说。

　　他不知道的是，我的心吓得都快跳出来了，手心全
是汗，不过最后自豪和开心还是多于害怕！

　　今天的开心已超标！

　　（咨询师说）

　　　　游乐园里的各种游乐设施，可以带给我们快
乐。去享受就好！

℞

直面困难

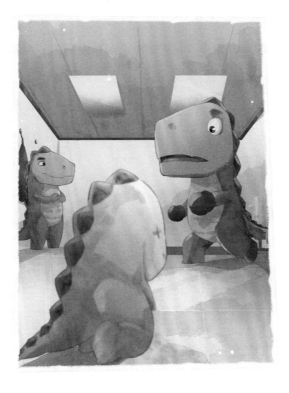

日期: 01.04

R_x

直面困难

寒假期间，霸王龙老师为我们额外开设了训练补习课，以便让大家都能顺利通过结业考试。

讲完格斗知识点，霸王龙老师的眼神扫了一圈问："谁愿意上来试试？"

换作以前，我肯定会化身缩头乌龟绝不主动举手，但此时，老鹰先生之前说的话却在我耳边挥之不去："当你直面困难的时候，问题就已经解决了一大半，下次伊莫去试一试。"

我纠结着要不要举手，脸一会儿像火在烧似的热，一会儿又像被泼了冰水似的冷，最终我还是在众多双手之间，颤颤巍巍地举起了手。

果不其然，窃窃私语在身后又传开了：

"呀，伊莫竟然举手了？"

"笑死了，他是想让老师注意到他吧。"

"一会儿估计又要哭了！"

就连霸王龙老师也愣了一下，但他最终还是选了我和另一只恐龙对决。

"伊莫，你上来干吗？自不量力！"另一只恐龙轻蔑地看着我，"我看你连拳都不敢出吧，胆小鬼！"

"准备！"霸王龙老师沉声说着，然后突然凑到我耳边低语，"伊莫，赶走杂念，把注意力放在出拳上！加油！"

我轻轻地点点头，默念："不要在意他说的话，不要害怕失败，把注意力集中在拳头上，注意力度！"

"开始！"霸王龙老师大声喊道。

我心里一紧，只听见锵锵两声，对方竟然被我打倒了！

格斗室里一阵安静，我看着自己的右手，第一次感受到，直面问题时自己的力量竟然大到超出预料。

"爸爸你看到了吗？我终于赢了一次。"我终于不再让爸爸失望了，我迫不及待地想把好消息告诉爸爸，于是决定明天去看看爸爸妈妈。

（咨询师说）

很多时候，所谓困扰，都是自己的"假想敌"。当你直面各种困扰时，行动和事实会帮你理性梳理，这时你会发现假想出来的各种困难很多都是纸老虎。这样的经验积累多了，你对待困难的态度就会渐趋理性。

Rx 聊聊家常

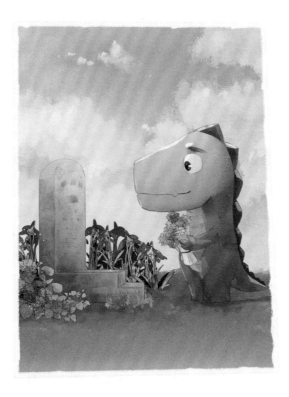

日期: *01.05*

℞

聊聊家常

"爸爸妈妈，我来看你们了。"我站在他们的墓碑前，自言自语。

"昨天在格斗训练中，我终于打赢了比赛，我很自豪，可是爸爸妈妈，我们也快要灭绝了……

"这段时间，我生病了，我去寻求了咨询师的帮助，小狮子和小兔子也一直陪着我，日子还算熬得过来。

"对了，我还领养了一只小仓鼠，很惊讶吧？！他很可爱，但是也很淘气，经常会发脾气、犯错惹我生气，我还在学习怎么照顾他长大。

"爸爸妈妈，是不是我小时候也跟小仓鼠一样呢？"
……

我把最近发生的事，好的、坏的都一股脑儿说了出来，很多话其实是说给自己听的，我感觉自己原本像一个打满气的气球，在和爸爸妈妈倾诉完之后，不再胀得想要爆炸了。

虽然爸爸妈妈离开了我，但如同老鹰先生所说，只要我相信爱，爱就不会离开。

咨询师说

　　温暖有光的关系是我们一生的力量源泉。和信任的人聊聊家常，说说心里话，是补给心理能量的好途径。

R̶x̶

看一场雪

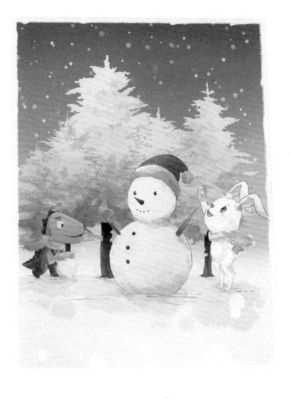

日期: 01.10

R

看一场雪

昨晚冷风吹了一夜，雪花也飘了一夜，一早醒来，森林变得银装素裹。

记得刚生病那会儿，还是春天，转眼已经到了深冬，一切恍如隔世，我隔窗望着雪地出神，不敢相信已经过了这么久。

就在我想叹口气时，白雪地里冒出了一抹鲜艳的红色，原来是戴着红帽子的小兔子蹦蹦跳跳朝我家来了。

"伊莫，今天的雪太美了，我们一起出门看雪吧。"

我撑着伞和小兔子走在铺满白雪的小路上，雪地靴和雪摩擦出咯吱咯吱的声音，小兔子雪白的毛和天上飘的白雪几乎融在了一起，显得她更活泼可爱了。

"伊莫，我们一起堆一个大雪人，如何？"我还沉浸在刚刚的美丽画面里，小兔子已经跑到空地中间，开始滚雪球了。

"这种体力活儿还是交给我吧！"我不忍心让小兔子的手挨冻，跑过去接过雪球接着滚。

不一会儿，一大一小两个雪球就滚好了，一个雪人身体，一个雪人脑袋，再插上树枝当作手，画上眼睛、嘴巴、鼻子，雪人就堆好了。

"还缺一样东西。"说完，小兔子把她红色的帽子戴在了雪人头上。

真是画龙点睛啊！原本普普通通的雪人，瞬间变得亮眼起来，好希望这场雪下得再久一点儿。

咨询师说

春有百花秋有月，夏有凉风冬有雪。生活的美好千面多样，皆是可享之物。活在当下，体验、享受每个季节的美好，直面并化解各种不同的窘境。

R_X 放烟花

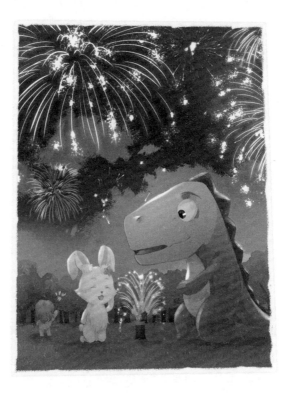

日期: *01.20*

℞

放烟花

我最害怕过春节，家里人越多我越觉得孤独，每当这个时候，我都选择把自己关在房间不出门。

今天是生病之后的第一个春节，为了不让渐渐淡去的恐惧感再一次袭来，一大早我就打电话给小兔子和小狮子，问他们今天想怎么过。

"和以前一样，吃饺子，看动物森林晚会。"小狮子懒洋洋地提议。

"要不，我们去广场放烟花？"

小兔子听完我的想法，眼睛都放着光："赞成伊莫的想法！"

于是我们买来一堆烟花，跑到动物城的下沉广场上，准备开启一场烟花秀。

小狮子什么都要争第一，率先点燃了"孔雀开屏"，伴随着刺刺的声音，烟花绽放开来。

我和小兔子也分别点燃了"金龙戏珠"和"漫天水母"，五颜六色的烟花冲向高空，又在黑暗里炸开，天空瞬间透亮起来。

闪闪的火光，带着我们三个的影子不断跳动，小狮子像中了大奖似的高声呼喊，小兔子一边蹦蹦跳跳一边鼓掌。

　　绚烂的烟花几秒之后由火光化成一缕烟，我想象着孤独和恐惧也跟着烟雾消散，这个春节，总算有了一个好开头。

　　咨询师说

　　烟花绚烂美丽、转瞬即逝，告诉我们要珍惜眼前的时光，要活得精彩，不留遗憾。

R̽   做个水疗

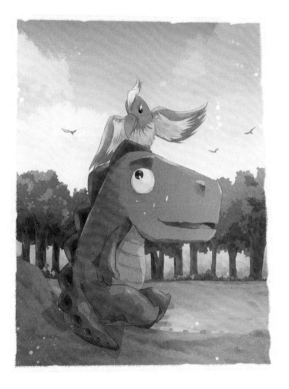

日期: *01.23*

R_x

做个水疗

冬季以来，天气都特别干燥，去澡堂泡澡的时候，我发现自己的后背已经干裂。

都怪我的手太短，洗澡的时候根本够不到后背！咦？犀牛村长的手和我的一样短，他是怎么解决的呢？

"当然是找我的好朋友鸟师傅帮我了。"犀牛村长边摸胡子，边慢吞吞地说，"犀牛鸟是专门给无毛动物做皮肤保养的，我的后背可从来没干裂过。"

"那，我可以找鸟师傅做这样的保养吗？贵不贵？"

"免费的。"犀牛村长摆摆手继续说，"你请他吃顿自助餐就行。"

犀牛村长说完，鸟师傅就飞到了我的身上。他先在我的后背倒了点精油，然后开始咚咚咚地啄起来。

这是我第一次做水疗，鸟师傅啄得我后背火辣辣地疼，我忍不住"啊"了几声。

"忍一下，疼过之后，伤口才会逐渐愈合，长出更坚硬的保护层。"鸟师傅看出了我的紧张，特意安慰我。

做完保养后，我的后背变得又嫩又滑，感觉自己的筋骨也打开了，鸟师傅的话果然没错！

咨询师说

　　中医所谓"痛则不通，通则不痛"，不仅适用于生理，也适用于心理。有时感觉到痛，说明需要打通关节、畅通气血。所以有机会做个水疗，尽管开始会感觉到一些生理痛，但随之而来的是舒畅和治愈。心理亦然，有机会可以做下心理咨询，开始或许会感觉到"痛"，但"打通"后便是舒畅和治愈。

R_x

记录转瞬即逝的东西

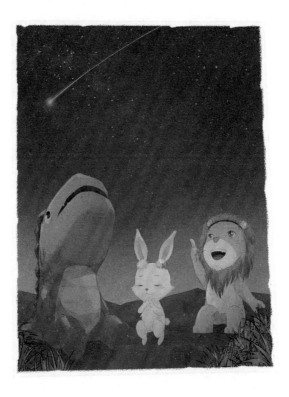

日期: *02.01*

Rx

记录转瞬即逝的东西

"今晚八点半，东部地区将出现绚烂的半人马座流星雨。"流星雨的消息出现在各大新闻头条。

我和小兔子、小狮子早早坐在山顶等待，天色渐渐暗下来，山上的动物越来越多。

"快看！"顺着小狮子爪子的方向，一颗流星划过夜空。

虽然只有短短的一瞬间，但是天空唰的一下被照得通亮。紧接着，一颗，两颗，三颗……整个天空被流星雨填满。

"快许愿！"小兔子兴奋地双手合十，我和小狮子也跟着照做。

"你们都许了什么愿望？"

"我希望我的头发能再长出来。"小狮子挠着头傻笑。

"我希望能顺利拿到格斗学院的毕业证。"我其实还许了一个我和小兔子的愿望，但这是我今晚的秘密。

"小兔子你呢，许了什么愿？"小狮子问出了我想问的问题。

"愿望说出来就不灵啦！"小兔子吐了吐舌头，歪着脑袋得意扬扬的样子真可爱。

"趁着流星雨还在，我们拍张合影吧！"我想起上次和小兔子在海边拍了照，这次的美好也一定不能错过，于是我提议道。

虽然流星在世间只做一刹那的停留，但我们都惊艳于它的绚丽。还好，通过拍照我又记录了一次生活中转瞬即逝的美好。

人生也是一样吧！虽然终究会结束，但是过程的绚丽也是美好的。我不必在乎最后是不是会灭绝，也不必特别在意格斗是否赢了，而要在意自己是否真的为它努力过。

咨询师说

即使转瞬即逝，美好绚烂依然是美好，这是毋庸置疑的存在。记录这样的瞬间，可以帮助我们矫正"自己很糟糕，过去很失败，未来很无望"的抑郁非理性认知。

℞　换个新造型

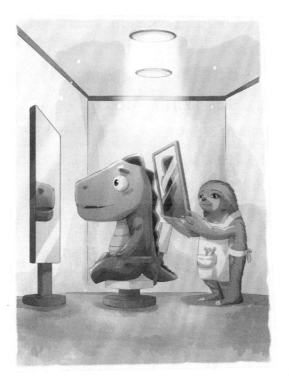

日期: *02.02*

℞

换个新造型

　　小狮子在镜子面前照了又照，整理他那一头金灿灿的头发。我特别羡慕他每天都能在镜子面前自信地打理自己，然后拥有一个帅气的发型。

　　自从生病以后，我非常不喜欢照镜子，因为镜子里的自己总是那副呆呆的模样，双目无神。

　　"我看你也该换换造型了。老话说，剪掉三千烦恼丝，换种心情面对新的一天。走，带你去理发店！"说完，小狮子就拉着我往动物城发廊跑去。

　　"树懒先生，请帮伊莫换一个帅气的造型！"刚进门小狮子就替我招呼起来。

　　树懒先生是动物城有名的理发师，但也是理发师里速度最慢的。

　　我坐在椅子上，看他不慌不忙地在我的头上忙活着。剪刀的咔嚓声、吹风机的呼呼声就像催眠曲，不知道什么时候我竟睡着了。

　　"伊莫，伊莫，快醒醒！快看看你的新造型！"小狮子把我拍醒。

　　我站起来打量全身。

头发变了，整个身体似乎也跟着变了。于是我挺直腰板走出理发店，像极了小狮子曾经教我自信的那个样子。

咨询师说

换个适合自己的新发型，比换件适合自己的新衣服，对于形象管理而言更加有效。外在形象变好了，会增强自己自信的内在体验。

R_x　　接受当下的状态

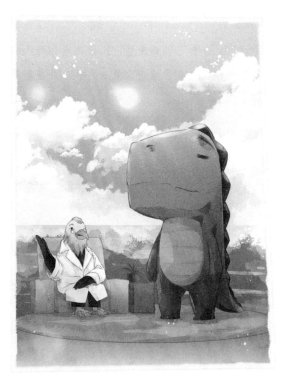

日期: *02.05*

Rx

接受当下的状态

这几天睡得很好，本以为这会让我非常快乐，但我心里却没有什么波澜，好像感觉不到什么情绪波动。

带着疑惑，我去见了老鹰先生。

"老鹰先生，我每天都睡得很香，但为什么还是感觉不到开心呢？"我坐在椅子上托着脸。

老鹰先生看了我一眼："你不能指望每天都快乐。"

"可大家不就是希望我快乐吗？小狮子的口头禅就是'做动物最重要的就是开心'，你也总是告诉我要多笑笑，就连隔壁蜥蜴阿姨都说我应该做一只快乐的小恐龙……"大家期待的眼神，像幻灯片一样从我脑海里滑过。

"伊莫，抑郁本身会让你感觉不到快乐，而你也不必为了满足别人的期待而假装快乐。你还记得我们提到的情绪开关吗？"

"当然记得，老鹰先生，我终于赢了一次格斗。那天我的情绪就像过山车，一会儿忐忑不安得心都快跳到了嗓子眼儿，一会儿又平静得出奇，整个世界的声音好像全都消失了，我只听见了自己的声音。"

我用老鹰先生教过的方法，闭上眼睛，重现当时的情景，感受情绪的变化。

"我知道了！快乐、愤怒、悲哀、恐惧……每一种情绪无时无刻不在变化，它不是没有，我现在感觉不到情绪波动，只是因为现在回到了平静状态而已。"

"伊莫，你分析得很对，你现在知道为什么受到否定的时候，自己的情绪开关会被打开了吗？"

"老鹰先生你说得对，别人的否定并不一定正确，就算他们说的缺点我真的有，那也没有关系，因为我相信家人和朋友依然爱我，而我也爱自己，我还是一只优秀的恐龙。"

"伊莫，恭喜你，通过觉察和分析自己的情绪，你已经学会了接受自己当下的状态。"

（咨询师说）

正常状态下，人在独处时，更常见的情绪是平静。以为正常人会时时刻刻体会到愉悦开心，是对情绪的非理性认知。"顺其自然，为所当为"，接受并顺应当下情绪的状态，用理性占优的言行做生活中需要做的事情。

R_X

送自己一束花

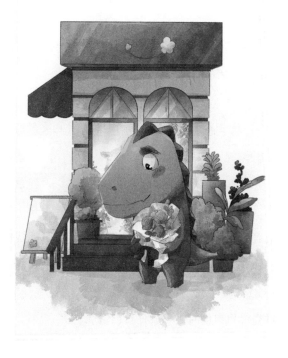

日期: *02.09*

R_x

送自己一束花

今天的天气格外晴朗，天上一朵云都没有。早上一睁眼，除了后背因为前段时间练习格斗有点酸以外，我有种久违的轻松感。

外出逛完超市回家的路上，我看到了狸猫妹妹新开业的花店，花店海报上写着一句标语很醒目：

> 即使世界上没有人站在你这边，你也要好好
> 爱自己。

我停下来思考了一会儿。生病后，小狮子和小兔子一直陪着我，霸王龙老师也不断鼓励我，还有睿智的老鹰先生给我很大帮助。他们都站在我这边，唯独我没有好好爱自己。

难受没胃口的时候，放任自己饿肚子。

格斗没练好，埋怨自己的同时，也给自己找放弃的借口：自己真没用，放弃吧！

生病变胖之后，总是被自卑的情绪击垮……

"伊莫！要不要给自己买束花？"我的思绪被狸猫妹

妹的声音打断了，她递给我一束橙黄色的小花。

我不知道这花的名字，但它和今天的天气一样美，我接过来拿在手里。

"这个是金色海岸玫瑰，花语是笑得灿烂、闪着光芒的你，你不觉得和你很配吗？"狸猫妹妹的眼睛笑成了月牙，看着真诚又可爱。

"'笑得灿烂、闪着光芒'，我和这花语很配吗？"我简直不敢相信自己的耳朵。

"配啊！伊莫，你看看拿着金色海岸玫瑰的自己，是不是看起来很阳光？"狸猫妹妹朝花店的落地窗指了指。

大落地窗把我照得一清二楚。玻璃镜子里的自己，黑眼圈比从前少了，脸上的皮肤也因为经常和小兔子去晒太阳而变得有光泽了，小狮子教我的自信方法我学会之后，站着也挺拔多了。

生活中好的事越来越多。

我付了钱，把花当作奖励自己进步的礼物。

(咨询师说)

鲜花的芬芳和艳丽、生机和美好，都是疗愈利器。有条件的话，多用鲜花来自我疗愈。

R_X

罗列观影清单

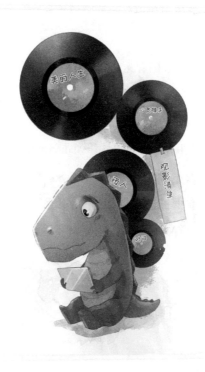

R_x

罗列观影清单

"小狮子，你想去看新上映的《森林之恋》吗？我好久没看电影了。"

"好啊，我陪你去！"

电影才进行到三分之一，我已经被好几个情节打动，边看边流泪。小狮子对此就不能理解："电影好看吗？情情爱爱的，真没意思。"

"电影里的感情很细腻，或许这不是你的风格吧！"我小声回应了小狮子的抱怨。

"嗯，我还是更喜欢《功夫熊猫》《叶问》那种功夫片，很酷！不过，偶尔尝试一下不同类型的电影，好像也能有意想不到的启发，体验也还不错！"

小狮子的话点醒了我。

除了看爱情片、纪录片，我也应该尝试其他不同类型的电影，感受不同的人生！就像一句很有名的话："电影能够让人生的长度延长三倍。"

回到家，我整理了一百部经典电影，《美丽人生》《心灵捕手》《雨人》……这就是我今后一段时间的观影清单了。

咨询师说

　　"电影发明以后，人类的生命至少比以前延长了三倍"，出自电影《一一》的这句话，或许是告诉我们，人生有涯，向死而生实属无奈，但观察、间接体验他人别样多彩的人生，可以扩展我们的生活体验，丰富我们的认知模式，相当于从广度和深度上扩容了自己的生命。

℞　泡温泉

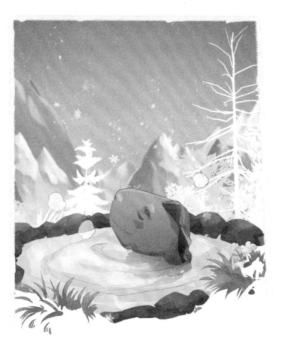

日期：*02.17*

R_X　　　　泡温泉

自从上次学着小兔子泡澡之后，我就爱上了泡澡的感觉。虽然大部分时候"仙人掌"都不会来找我了，但寒冷的天气还是会让我经常梦到"仙人掌"。

我约上小兔子和小狮子，想用泡温泉缓解情绪，促进睡眠。带上简单的必需品，我们来到动物森林著名的汤婆婆温泉。

"这里的温泉池也太多了吧，我都挑花了眼！"小狮子总是最先行动，一个大踏步就跳到了离自己最近的池子里，"就近原则，先泡起来再说，哈哈！"

"小兔子，你想泡哪个池子？"我想陪小兔子一起，她泡哪个我就泡哪个。

"当然是胡萝卜池了，我的最爱！"小兔子边说边往胡萝卜池走。

虽然周围的空气是凉的，但头上冒着冷气，身上裹着热气的感觉，真的太舒服了。

不一会儿，天空又飘起了大雪，但我们一点儿不觉得冷，把身体沉到温泉里，雪景尽收眼底。

我喜欢这样的温度，身体在热水中舒展开，呼吸和风雪声融在一起，疲劳也化成了水。

咨询师说

　　如同我们胎儿期身处的子宫，温泉让我们感觉到温暖和滋润，自带疗愈功能。有条件的话，多泡温泉来自我疗愈。

R_X

在做手工中感受平静

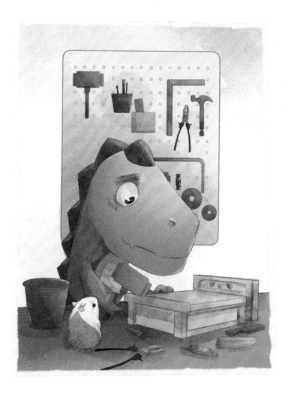

日期: *02.18*

℞ # 在做手工中感受平静

扑通！小仓鼠又从床上掉下来了。

随着小仓鼠一天天长大，小床已经装不下他，这是他这星期第三次从床上掉下来砸到脑袋了。我跑过去的时候，看见他哇哇大哭，心也跟着揪起来。

"我给你做一个新床吧！"

第二天天刚亮，我就来到木匠松鼠先生的工作室，和他学习怎样选木材、裁木块、拼接。叮叮咣咣忙活了半天，站起来的时候我的腰也跟着嘎嘎直响。

总算是基本完工，却在最后一步犯了难：给小床刷上什么颜色的油漆比较好呢？

小仓鼠毛茸茸，软软的，给人很温暖的感觉，那就刷一个奶黄色吧！

我把小床一路从工作室搬回家，一回去，小仓鼠就跳了上来，蹦来蹦去，开心得一会儿转圈一会儿挠头。

此时我才发现，时间已到傍晚，大半天过去了。在此期间，我完全没有感受到时间的流逝，只有钉子敲进木床的声音和我的呼吸在流动。从最开始冥想的十五分钟，到做饭、拼图的几个小时，再到现在的大半天，我都可以专注于当下，做很多不同的事情了。

(咨询师说)

　　做手工，需要操控肢体肌肉，同时头脑中构思手动程序，有时还需要在头脑中勾勒出实物表象，这些都会让我们将注意力有效保持在当下，并且身心的有序活动能增强情绪体验上的控制感和平静感。

℞　　在床头挂一个捕梦网

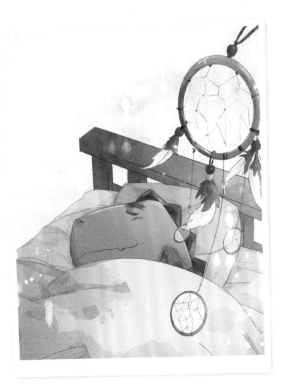

日期: *02.20*

℞　　在床头挂一个捕梦网

　　连续下了一天一夜的大雨，潮湿阴冷的空气不断侵袭着我的身体，我只好缩在床角，无眠。

　　凌晨三点的失眠带来的头疼开始折磨我，看着日记本上走过的这么多天，泪水终于决堤了。

　　夜晚的噩梦已经很多天记不起来，黑色的怪物好像变得模糊。和"仙人掌"相伴的这么多天，我慢慢喜欢上了活着的感觉，但这并不表示我变得勇敢坚强，对死亡的邀请完全有了免疫力。我还是那个怯懦的伊莫，会被闪电打雷吓得整夜不眠。

　　我该怎么办？怎么做才能变得勇敢呢？

　　我翻开小兔子之前送我的书《做一只快乐的动物》，夹层里突然掉出一个捕梦网，上面夹着一张卡片。

　　To 伊莫：

　　　　你是世界上最完美的伊莫，就连你不知所措的样子、眼角的泪滴都可爱到不行。

　　小兔子的字体圆圆润润，就像她一样温暖。

我把捕梦网挂在床头，闭上眼睛尝试继续睡觉，不知道什么时候就睡着了。安稳无梦，小兔子送的捕梦网帮我把噩梦吃掉了。

咨询师说

　　梦是我们探索潜意识的有效路径，这需要专业人士的帮助。抑郁状态下的失眠多梦或噩梦连连，有时是在告诉我们某些情绪开关还没有找到，同时抑郁恐惧背后的需求还没有得到适当满足。捕梦网象征着某个神奇外力，帮忙将自己暂时无力直面的"情结"防御一下，能让自己安心些。

第五部分

重生

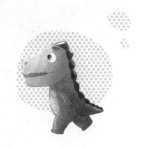

Rx

刷新生活的意义

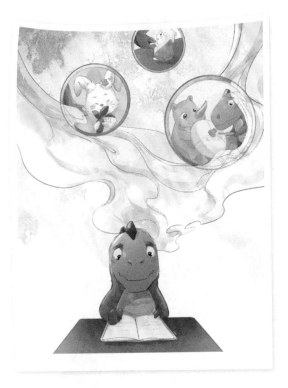

℞

刷新生活的意义

这是我一年来，对自己的一次心理思考复盘。

我几度思考生命的意义，问自己，问奶奶，问老师，问朋友，思考为什么要活着。这样的问题，其实都来源于不自信和对自我的不认同，而找到自己的价值才是重启人生的关键。

生命的意义到底是什么呢？生病前我从来没想过这个问题。

生病后，霸王龙老师推荐我从纪录片里找答案，我才知道大家都在克服各自的困难，努力且鲜活地活着。

我不会再固执地想要和别人比较了，我也不一定要活成爸爸期待的模样。我喜欢和小兔子、小狮子待在一起，他们对我无条件地包容，我意识到爱不是只关注自己，而是眼里也要有他人。

给小兔子送胡萝卜，让我觉得自己还有点用；

顺手帮犀牛村长支天线，竟然把快乐带到了整个动物森林；

照顾小仓鼠虽然很辛苦，却最让我愉快……

我在日记本上洋洋洒洒记录了这段时间发生的事。

我觉得帮助别人，带来快乐是治愈我的光，大家在我坠入深渊的时候拉了我一把，我希望以后自己也能成为别人身处困境中的一束光。

生病让从前那个我永远不会回来了，虽然有点遗憾，但重生一次也挺好，现在我要尽自己所能帮助正经历人生寒冬的人。决定做一个助人者，这应该就是我现在人生最大的意义吧。

咨询师说

活着本身就有意义，想要活出怎样的意义，是我们自己可以选择的，并且只能由自己选择。

R_x

和咨询师告别

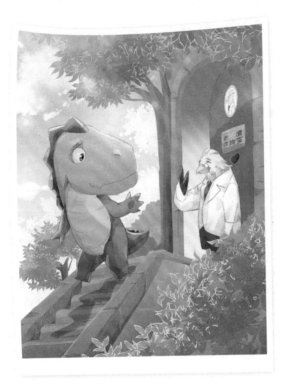

R

和咨询师告别

这是最后一次和老鹰先生谈话了，距离我们第一次见面，已经时隔近一年。

去的路上心情很复杂，我知道自己能够应付今后的所有事，但是又不想失去老鹰先生这个朋友。他不仅是我的朋友，还是指引我从小孩长成大人的长辈。

"老鹰先生，你今天过得好吗？"我主动打起了招呼。

"我很高兴你能这么问我。"老鹰先生的语气很轻快，"我觉得我们会有一个圆满的结局，今天最后一次谈话，伊莫你准备好了吗？"

"我已经想了很久，我想我准备好迎接新的生活了。以前都是别人在给我提供帮助，我想今后我也可以帮助别人。"我把昨天关于人生意义的思考一股脑儿告诉了老鹰先生，等待他的回答。

"那你打算怎么做呢？"老鹰先生没有太多表情，只是用一种欣慰和平静的眼神看着我。

"我会找村长帮忙，提议在森林里设立一个救助站，所有有困难的小动物都可以向救助站求助，我会负责帮助大家。"我早预料到老鹰先生会这么问，这番回答已经在脑海里预演了好几次。

"嗯，如果需要帮助，我也可以出一份力。"

在和老鹰先生简单和平静的对话中，我结束了这一阶段的咨询。

也许未来某一天，我还是会再来寻求老鹰先生的帮助，但此次的告别，在眼眶打转好久的泪水还是吧嗒吧嗒地落下来。我有点不舍，怀着对未来既期待又紧张的心情，走下一级一级的台阶。

咨询师说

心理咨询是助人且自助的过程。当个体慢慢从咨询关系里领悟、实践出自我指导的认知模式和行为技能时，就到了可以暂时告别咨询师的时候。

R_x　　抵抗比选择逃避有效

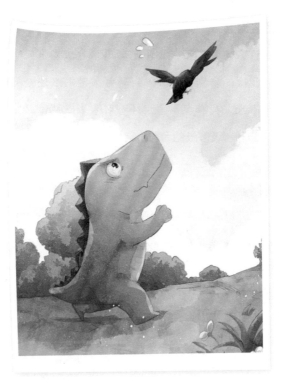

日期: 03.08

℞ 抵抗比选择逃避有效

今天出门，又碰到了乌鸦，他还是那么讨厌，想再一次欺负我。

"伊莫，好久不见啊，上次的头洗干净了吗？"乌鸦挑衅地问我。

我不想和他争辩，于是头也不抬地加快脚步往前走。但乌鸦依旧不依不饶，盘旋在我的头顶上，不断挑衅着我。

我实在受不了他那副高高在上欺负人的嘴脸，停下来愤怒地大喊："乌鸦，你坏透了！"

乌鸦大概没想到我会朝着他吼，好像被吓到似的迅速飞离了我的头顶，不一会儿就不见了踪影。

看见乌鸦远去的背影，我心里窃喜："我刚刚居然比小狮子还威风。"

晚上我又梦见了乌鸦，他这次想趁我和奶奶在回家路上聊得正开心时，偷袭奶奶。我看透了他的坏心思，捡起路上的石子朝他扔去，吓得他魂飞魄散赶紧逃跑了。

我还没来得及适应，就突然长大，有能力保护奶奶了。以后遇到再困难的事，我都不会只想着躲进奶奶的怀里，我能够勇敢地抵抗。

（咨询师说）

    我们可以大声说"不"！当面对别人的无理要求、无端指责和挑衅时，我们应坚定有力地说"不"，真诚自信地表达自己合理的边界，这样别人才会尊重我们。

R̩

去野餐

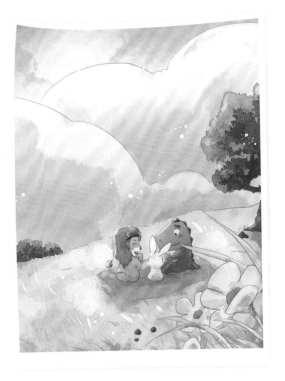

R̽

去野餐

"春分了，天气真好。昨天路过对面山头，我看到一片蓝色花海很漂亮，你们想不想去那儿野餐？"小狮子在群聊里发了一张蓝色花海的照片。

小兔子光速回复："好美啊，伊莫，我们一起去吧！现在就去！"

"好！"

"呀！伊莫难得这么积极，以前喊好久才愿意出门呢。"小狮子在群里还不忘调侃我。

我感觉到自己这几个月来有变化，但总说不出哪里变了，被小狮子这么一说，感觉好像真的是这样，身体不像以前那样沉甸甸的，也不会在家半个月都不出门。

我带了几个三明治，以及不久前和小狮子一起买的水果，从厨房拿了一块桌布就出门了。

我停在阳光最好的那块空地上，铺上桌布，把水果和三明治摆了出来。不一会儿小兔子带着胡萝卜，小狮子带着香肠一起赶到了，我倾听着他们讲述最近发生的事。

小狮子说他昨天打篮球不小心砸到了头，正好砸在了那块脱发的头皮上，可疼死他了；小兔子跟我们展示她新买的衣服，她今天真的特别好看。

不知不觉，晚霞已经染红了大半片天空。

咨询师说

阳光、美景、运动、美食、朋友……一次野餐包含诸多疗愈利器，有机会或者创造机会，赶紧去野餐吧！

R_x 搬新家

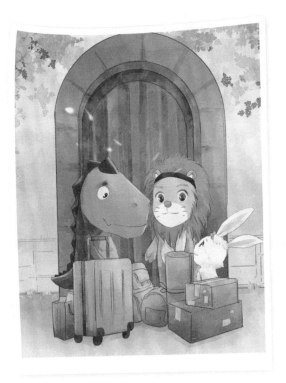

日期： *03.23*

℞　　　　　　　# 搬新家

　　现在的房子，是爸爸妈妈在我出生前一起盖的，我从睁眼的那一刻起就一直住在这里。这里充满了很多回忆，我会舍不得，但是我更知道，长大就是一场场告别。

　　我要和那个经常做噩梦的自己告别了；

　　我要和那个经常躲在被窝里哭鼻子的自己告别了；

　　我要和过去那个总爱否定自己的伊莫告别了。

　　"伊莫，我们来帮你搬家。"小兔子和小狮子听说我要搬家，不仅没有问为什么，还很支持我，一大早就来敲我家房门。

　　陪我从小长到大的床，和小狮子一起画的画，小兔子送我的拼图……都从旧家挪到了新家。我把它们一一归置好，心里的种种不确定也尘埃落定，有种大石头被放下的轻松。

　　生活并没有我想象中那么美好，但也没有如我臆想里那样糟糕，我不是事事坚强，但也咬牙走过了这段最难的日子。

（咨询师说）

　　所谓触景生情，就是指我们深受所处环境影响。如果觉得成长后的自己，需要告别满载"情绪开关"的老房子，那在条件允许的时候可以搬一次家。带上充满温暖的老物件，留下"一触即发"的伤心物，打造一个配得上自己现在的新环境。

R_x

庆祝我们活到了今天

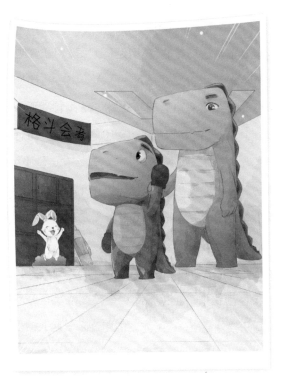

℞   庆祝我们活到了今天

今天是格斗会考，如果通过，我就能顺利毕业。为了这次考试，小狮子在课外足足陪我练习了整个寒假。

我不知道自己的进步能不能达到标准，我对考试没有太大把握。

虽然知道只要和恐龙同学对打一场，老师评分合格就可以顺利毕业，但开始前，我还是紧张得手心冒汗，明明已经做好了进攻准备姿势，头却开始有点晕乎乎的。

我屏住呼吸，听到开始的命令，闭着眼睛在心里默念小狮子教我的出拳方法。"嘭！"一拳出去，我不敢立刻睁眼，却听到周围响起了热烈的掌声。

我居然把恐龙同学击退到了两米远的地方！

一大群动物中，小兔子激动得蹦蹦跳跳，一双毛茸茸的大耳朵格外显眼；霸王龙老师跑过来举起我的手，对我说："恭喜你，伊莫，顺利毕业了。"

努力真的起作用了！我没有让爸爸妈妈失望，终于顺利从格斗学院毕业。

看到全场都在为我欢呼，练习时手上留下的伤瞬间也不疼了。

多亏了大家的陪伴，我活到了好事发生的这一天。

（咨询师说）

在具体的技能方面，包括动作技能和认知技能，相信通过勤奋科学的练习，就能获得技能的提升。长期规律的练习可以改变相关的大脑皮层和肌肉组织，形成"肌肉记忆"。一旦形成"肌肉记忆"，那就真正为自己所有了。如果找到恰当的激发引擎，技能就可以"惊艳四方"。

R_x

发现朋友的优点

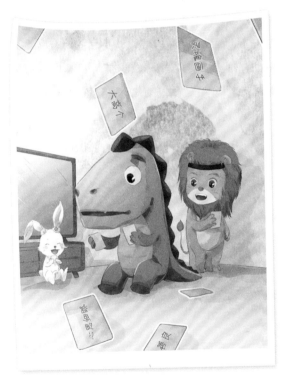

Rx

发现朋友的优点

因为我顺利毕业，小狮子和小兔子不约而同地跑来我家，说要给我庆祝。

"伊莫你看，我们给你带了你最爱的嫩桫椤叶。"小兔子和小狮子拎着一堆吃的，进门就往客厅沙发走。

小狮子提议我们玩夸赞游戏：石头剪刀布，赢了的负责夸输了的优点，还要写在卡片上。

我们轮番互夸，最后，小狮子收到的卡片里写着阳光帅气、手掌很大、篮球达人……小兔子的卡片里写着温柔善良、胡萝卜爱好者、插花能手……

而他们给我的卡片里，写着满满的赞扬，很多都是我没有意识到的：

心思细腻、骨头啃得最干净、灵魂画手、善良、大高个……

我看着自己的卡片，又看看他们的卡片，每个人都独一无二。我们应该多去发现每个人的优点，懂得欣赏别人，也学会被别人欣赏。

（咨询师说）

　　有能力发现朋友的优点并真诚表达，既能增进彼此的关系，也能增强发现自己优点的能力。

R_X 整理我的画

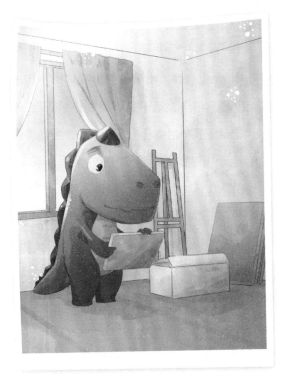

日期: 03.31

℞　　　　　整理我的画

　　客厅角落里有个大箱子，搬新家之后我一直没准备好打开它，那里装的都是小狮子带我到画廊工作室画的画。

　　在我刚生病的时候，小狮子告诉我"说不出来的，画出来"，转眼一年多，箱子里已经存放了我近一百张画。这些画记录了我的情绪、生活、梦境，还有我和"仙人掌"的斗争……这些画和我的日记一起，展现了我的一段不一样的人生。

　　经过这么长时间，现在我知道，过去不论好坏，都是我真实度过的，我准备好好整理一下这些画，并挑出一些来装饰屋子。

　　用美工刀划开箱子的声音，好像记忆之门吱嘎一声被打开一样，我陷入了回忆里。

　　最上面那幅是上星期才画的，那天心情很好，还是我主动提议小狮子去画廊画画。我把动物森林都画了下来，包括小兔子、小狮子的家。大片大片的红色和橘色，让画面显得生机勃勃。

　　这是我最喜欢的一幅画。

越往下翻，色彩越发暗淡起来，生病的那种疼痛感再一次回到身上，我竟然对它感到些许陌生。过去的一切，现在回忆起来都那么不真实，算一算日子，"仙人掌"已经好久没有来打扰我了。

我知道，都过去了。

虽然还是会有一些记忆，但是我知道伤疤都结痂了，我更期待的是未来的生活，而不是整天活在过去的回忆里。我挑选了几幅满意的画出来，其他的又放回了箱子，让它们成为记忆的一部分就够了。

咨询师说

温故而知新，更多是指具体知识技能层面的学习方法。其实，对于人生体验、意义等相对不那么具象的层面，有时候回顾整理一下，也会"温故而知新"。

℞ 装饰自己的家

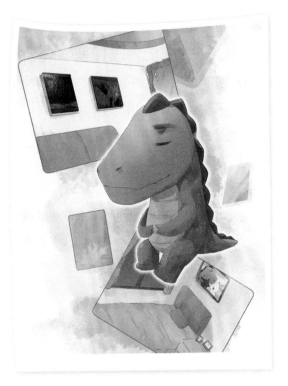

日期: *04.03*

R̃x

装饰自己的家

搬到新家已经一个多星期了，我还没来得及好好装饰它，今天决定把新家装饰成我喜欢的样子。

我摘了一大束花园里的百合花，用小兔子教我的插花方法，插在透明的花瓶里，为客厅增加了一点儿生气。

新家的墙上，我挂上了和小狮子一起在画廊里画的画。在画廊里，我画了好多黑色、蓝色的画，虽然画面有点可怕，但是我知道，我的心情就是在这一幅幅的画作中逐渐好起来的。

还有我的床头，挂着我和小兔子一起完成的拼图，那是我们花了三个多小时才完成的作品。

当然，床头旁边还放着全家福，爸爸、妈妈、奶奶，我会永远想念你们。

我在窗前挂了一个风铃，风一吹过，风铃就会像唱歌似的发出好听的声音。

现在，整间屋子变成了温暖屋，充满了有关我生命中重要的人和事的美好回忆。每天能在这样的房子里醒来，感觉好幸福！

咨询师说

把自己的家装饰成"给养站"。家是安放肉体和灵魂的地方，用各种提供身心正能量的物件随时为自己补充给养，使自己满血复活，蓬勃成长。

R_x

邀请朋友来家里做客

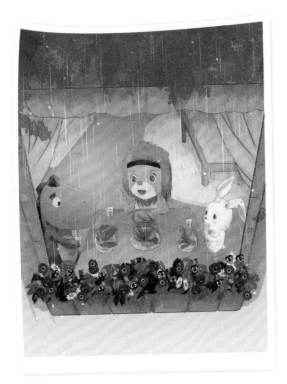

日期：*04.06*

℞ 邀请朋友来家里做客

动物森林上空飘了一整天的毛毛细雨，我趴在窗台上观察，思绪漫无目的地乱飞。奇怪的是，头竟然没有像以前那样疼起来，好像我的心情已经不再受天气影响。

下着绵绵细雨的天气可以做些什么呢？我想了想，拿起电话打给小狮子和小兔子，约他们晚上来家里做客。

没想到刚到下午，砰砰砰的敲门声就响个不停，他们捧着一大袋食物，边走向厨房边说："晚上开派对，当然要从下午就开始准备可口的食物啦。食材都买好了，伊莫，你家厨房我们现在征用了。"

我们仨在厨房开始忙活起来，我和小兔子像约定好了似的，都为对方准备了最喜欢的食物。

小兔子端出我最喜欢的桫椤汁，我正好也刚做完胡萝卜三明治。

夜幕降临，我们坐在餐桌旁享受着美食，有一搭没一搭地聊着天。

在自己的家，约最好的朋友，享受一桌的美食，就算屋外是狂风暴雨，我也能感到心安。

（咨询师说）

　　邀请朋友在家里聚会，一起动手做美食，也是集诸多治愈利器于一体呢！动起来吧，美食、朋友、聊天等的神奇组合，很治愈的！

℞   读自己的日记

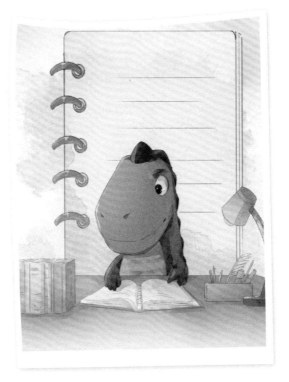

日期: 04.08

R_x

读自己的日记

　　原来我的心里话有这么多啊，翻开这一年多写下的日记，足足有一本那么厚。

　　当初老鹰先生告诉我坚持写日记能帮助治疗，我一开始是不相信的，觉得起床都那么难了，哪还有力气写日记呢。可是真正坚持写之后，我才发现写日记就像用第三只眼睛观察自己，有时候身处其中看不清、想不明白的事，置身事外反而让事情变得清晰起来。

　　把每天发生的事和当时的心情记录下来的那半个小时，是我每天最放松、最清醒的时候。

　　那是一种奇妙的感受，就像身体里有两个角色，坏恐龙总是把事情看得很糟糕，另一个善良恐龙总是鼓励我明天会比今天更好。

　　现在重新翻看这些文字，觉得它好珍贵，是我从沼泽里爬出来的证明，也是我活过的痕迹。

　　未完成的心愿那页，写着"在星空下看大合唱演唱会，和好朋友去樱花园露营，谈一场甜甜的恋爱……"，大部分心愿都完成了，就差谈一场甜甜的恋爱。

　　观影清单上，《美丽人生》《心灵捕手》都看过了，还有一部《雨人》找时间约小兔子一起看。

这一年总算没有让自己虚度。

（咨询师说）

　　美好的情感、愉悦的情绪不用分析，尽情享受就好。类似"黑狗"等抑郁、焦虑负面情绪，用日记记录下来并条分缕析的过程，就是把这些负面情绪与自己做一个了断的过程，能有效质疑"自己被抑郁等淹没以致无力改变"的非理性认知，增加理性认知的比例。这是在心理咨询中常被用到的作业疗法之一。

℞ 给爱的人过生日

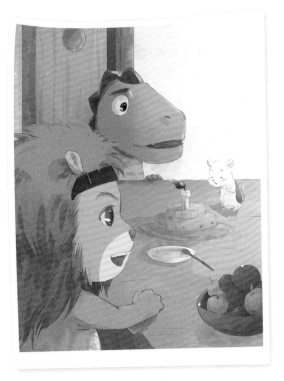

日期: *04.17*

Rx

给爱的人过生日

今天是小仓鼠的生日，我一早就订了坚果蛋糕，还邀请了小狮子和小兔子来家里做客。

"快点上蜡烛让小仓鼠许愿吧！"我从没见过小狮子这么温柔的眼神，他看小仓鼠就像看着自己的孩子。

点燃蜡烛后必不可少的当然是唱生日歌啦，我们边鼓掌，边和声唱起来："祝小仓鼠生日快乐……"

小仓鼠在我们的歌声里许完愿望，吹灭了蜡烛。

"惊喜才刚刚开始呢！"我已经等不及宣布下一个环节了，"当当，小仓鼠，这是我送给你的礼物。"

"哇，伊莫，你给小仓鼠画的画像惟妙惟肖！"小兔子看我拿出画后，忍不住惊叹起来。

"我看看！"小狮子还是那么直来直去，一把从我手里把画夺走。

"小仓鼠，谢谢你这段时间的陪伴，与其说是我照顾你，不如说是你在治愈我。从你身上，我学会了爱是学会倾听，看到对方的需要，爱是学会换位思考。"我努力隐藏微笑，不想被他们看出我的害羞。这是我第一次说这么肉麻的话，全程都不敢看大家的脸，也不知道他们有没有在偷偷笑我。

小仓鼠听完我的表白，开心地吱吱呀呀大喊，接着便手舞足蹈起来。

正说着，小狮子凑过来用身体轻轻撞我的肩膀，又不忘调侃我："伊莫，看来你要和我抢小仓鼠啊。"

还是小兔子出来替我解围："小狮子你别逗伊莫啦，有你们两个人的爱，小仓鼠太幸福了。"

（咨询师说）

　　精心的时刻，是我们前面提到的五种"爱的语言"之一。表达爱，会温暖对方，同时也会温暖自己。爱在关系中是往复流动、生生不息的。要勇敢表达爱！

R_X

学习关照别人

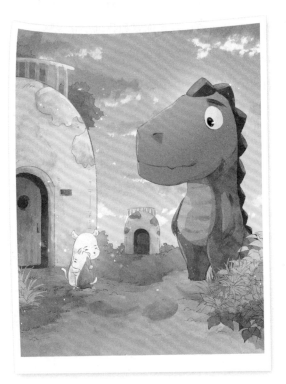

日期: *04.20*

学习关照别人

R

"伊莫，快开门，今天有件大事我们要一起完成！"一大早，小狮子就来敲我的门。

我睡眼惺忪地打开门，看见小狮子满头大汗，激动地蹿进来："我找到仓鼠妈妈了！一打听，原来仓鼠妈妈也很想念小仓鼠，只是不知道怎么向小仓鼠解释自己离开家的事。"

小狮子越说越激动："我们一起去说服仓鼠妈妈回来吧，伊莫，你比我细心，你来负责和仓鼠妈妈说。"

"嗯……我试试吧。"这是不是意味着小仓鼠要离开我了？我有点难过。

看到仓鼠妈妈焦急又小心翼翼的神情，我知道她离开一定事出有因，我打算和她先谈谈这件事。

"仓鼠妈妈，我想你一定很爱小仓鼠，但您当初为什么离开呢？"

"因为我生病了，怕影响他。"仓鼠妈妈眼里闪着泪光说。

"是什么病呢？"我既惊讶，心里又有一种明确的猜想。

"我感冒了，但是这次是心灵的感冒，根本没有力气去照顾小仓鼠，只好把他交给村长。"

果然跟我的猜想一样，仓鼠妈妈只是在用自己的方式保护小仓鼠。

"仓鼠妈妈，我和您一样，但是这段时间，我觉得我把小仓鼠照顾得挺好。"我继续说，"抑郁，并不会让我们失去爱的能力，逃避才会。"

小仓鼠和妈妈终于团聚了，仓鼠妈妈答应我，以后会经常带小仓鼠回来看我，也欢迎我去他们家玩。

我舍不得小仓鼠，但我更希望他生活在妈妈身边，有自己的家。

咨询师说

利他，与升华、幽默等类似，是一种成熟建设性的防御机制。所以，不快乐的时候，去做一件帮助他人，对他人有意义的事情吧。

R_x

去露营

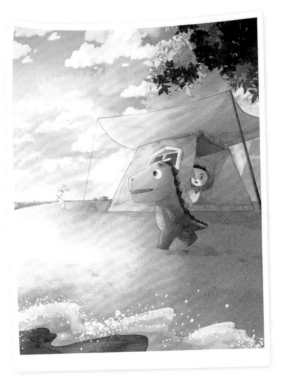

日期: *04.21*

℞

去露营

我躺在床上翻来覆去睡不着，屋子里空荡荡的，就我自己，身体也冷冰冰的，没有小仓鼠陪伴的第一天，我有点不适应。

我打开手机找小兔子和小狮子聊天，想转移一下注意力。

小兔子提议："春天森林里的花都开了，小草和树木也开始发芽，我们明天一起去踏春露营吧！"

第二天天还没完全亮，我们就带着准备好的便当、帐篷来到了营地。刚把东西放下，小兔子就大声喊："快看，是海上日出啊！"

太美了，橙红色的光洒在海面上，波光粼粼，我们仨一边欣赏日出，一边搭着帐篷。白天过后，我们躺在海边数着星星，闻着森林里飘出的淡淡青草香，全身都放松下来。

"小兔子、小狮子，谢谢你们陪我。"有了小兔子和小狮子的陪伴，孤独的感觉被赶走，靠大自然更近一些，也给了我治愈的力量。

（咨询师说）

　　与朋友一起露营，又是集诸多治愈利器于一体的活动，有机会或者创造机会去露营吧！运动、美景、阳光、星辰、朋友、不一样的吃喝玩乐……都可以很治愈。

R_x 放风筝

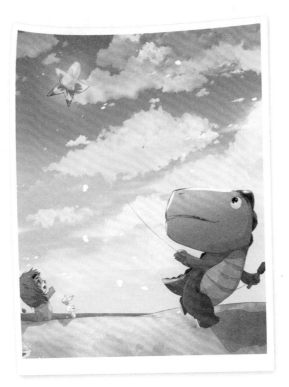

日期: 05.01

Rx

放风筝

"伊莫，你看我带了什么。"刚欣赏完昨天的海上日出，小狮子一大早又带来一个惊喜。

"是风筝啊，好久都没放了！"小兔子比我还开心呢。

露营第二天，我们在海边放起了风筝，粉色的是小兔子的，红色的是小狮子的，绿色的是我的。三只风筝飘在蓝天上，飘得好高好远。

"你说风筝飞那么高，都能看见我们的家了吧？"小狮子高兴地大喊。

"当然了，站得高望得远嘛！"

"那如果我放得再高点，看到整个森林才酷呢。"小狮子边说边不断地放线，不一会儿，他的风筝就高出我们的许多。

我盯着天空，边跑边笑，不知不觉想起了小仓鼠，是时候放手了，让小仓鼠飞得更高。

我们放了风筝，吃了桫椤沙拉，路过一株开得正好的向日葵。今天的快活，并非全因为风筝放得高，桫椤新鲜，向日葵开得好，主要是因为我的心里没有了多余的挂念。

活着看起来不过是起床、出门、吃饭、睡觉、照顾好自己、维护好关系……有时候日子过得好，有时候日子过得不好，即使不好，你也知道会有还行的一天，会有很棒的一天。所以好好活着、好好生活，期待接下来发生的事，看生活会给你带来什么。

咨询师说

如同电影《飘》中的经典台词之一，"明天又是全新的一天"，每一个明天都是全新的一天。可能第一个明天不那么如己所愿，但下一个明天没准儿就所愿超标了。相信每一个明天，活在当下，不辜负自己和生活。

℞ 发现和创造美好

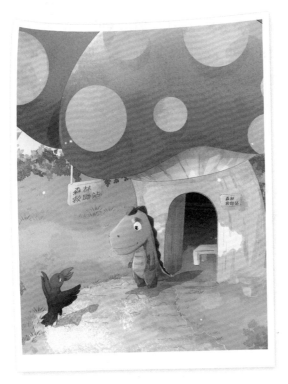

日期: 05.06

R

发现和创造美好

我申请的森林救助站终于落成了，村委会把荒废已久的办公室修缮成了一间漂亮的蘑菇房。

村长把钥匙交到我手里的时候，眼里闪着欣慰的光："伊莫，很高兴你能提出这个想法，动物森林感谢你的付出，以后，救助站就交给你来负责了。"

我点亮蘑菇屋的灯光，照亮了这个平凡的黄昏。

生活本身没有意义，是我把意义带入了生活。我捏紧那把钥匙，相信自己正处于最应该在的地方。

我相信自己的生命力，胜于自然的安排。所有问题的答案，都在等待我去发现和创造。

咚咚咚，有人敲门，原来是乌鸦。他以前欺负过我，刚开始我心里还有点别扭，不太想和他说话。

乌鸦看我的眼神也有点不好意思，他坐下之后，眼睛红红的，开始告诉我他遇到的困难。

听完乌鸦的求助，我开始理解他的蛮横了，因为他也有一个过分严格要求自己的父亲，他心里也是难受的吧？

　　于是我开始帮乌鸦出主意。就这样，我开始了救助站第一天的工作……

　　这是一个阳光灿烂的宁静春日，我觉得我还可以活很久，甚至可以活出精彩，活出自我。

　　咨询师说

　　　　自己有很多爱，才能有爱给到他人，给到陌生人，甚至给到曾经的敌人。而神奇的是，真正的爱是越用越多、越用越丰盈的涌流，请多多献出爱心，这终将幸福自己和他人。